Mauss - Berg - Rockstroh - Sarrazin - Wedemeyer

The Flying Publisher Udhërrëfyesi i shkurtër i Hepatitit C

AF797508

Stefan Mauss
Thomas Berg
Jürgen Kurt Rockstroh
Christoph Sarrazin
Heiner Wedemeyer

The Flying Publisher

Udhërrëfyesi i shkurtër i Hepatitit C

2011 Edition

Përkthyer dhe përshtatur nga Salih Ahmeti

Flying Publisher

Përkthyer dhe përshtatur nga
Salih Ahmeti
Professor of Infectious Disease
Faculty of Medicine, University of Prishtina
Republic of Kosova
Correspondence: salih_ahmeti@hotmail.com

Realizimi kompjuterik
Anita Shala
Besfort Ahmeti

Distancim nga përgjegjësia

Menaxhimi i Hepatitit C përbën një fushë gjithnjë në ndryshim. Botuesit dhe autori i *Udhërrëfyesit të shkurtër të Hepatitit C* nga Flying Publishers janë munduar të japin të dhëna të sakta, të plota, të cilat përkojnë me datën e botimit. Megjithatë, duke marrë parasysh zhvillimet e shpejta në qasjet e reja të menaxhimit të Hepatitit C, si dhe mundësinë e gabimit njerëzor, ky udhërrëfyes mund të përmbajë pasaktësi teknike, tipografike ose të tjera. Është përgjegjësi e mjekut, bazuar në përvojën dhe njohuritë për pacientin, që të zgjedhë trajtimin më adekuat të mundshëm.
Në këtë udhërrëfyes informatat janë 'kështu si janë' bashkë me mangësitë e mundshme, pa asnjë lloj garantimi. Kontribuesit e këtij libri, duke përfshirë Flying Publishers & Kamps dhe prof. Salih Ahmeti, nuk mbajnë përgjegjësi për gabimet, mospërfshirjen e të dhënave, ose për rezultatet që pasojnë nga referimi në këtë udhërrëfyes.

Të gjitha të drejtat e përshtatjes dhe të riprodhimit të këtij botimi, qoftë në pjesë apo në tërësi, janë të rezervuara.
Design: Attilio Baghino, www.baghino.com
ISBN: 978-3-942687-09-6
© 2012 by Flying Publisher & Kamps

Parathënie

Hepatiti C është lëm i mjekësisë që me shpejtësi po zhvillohet dita – ditës mjetet diagnostike po vijnë duke u përmirësuar, madje trajtime dhe strategji trajtimesh krejtësisht të reja janë në horizont. Meqë virusi prek numër të madh dhe të ndryshëm popullatash-rreth 170 milionë deri më tani-mendojmë se është shumë me rëndësi të kemi një udhërrëfyes xhepi dedikuar veçanërisht Hepatitit C. Me shumë kënaqësi do të presim sugjerimet tuaja për Udhërrëfyesin e shkurtër të Hepatitit C 2011, i cili është shkruar bazuar në kapitujt e Hepatologjisë - libër klinik (2010), po ashtu i publikuar nga Flying Publishers. Ky udhërrëfyes është i pasuruar me të dhëna të reja, e i shkruar me më shumë hollësi. Si gjithnjë, u bëjmë thirrje njerëzve të kualifikuar kudo që janë, që ta përkthejnë këtë udhërrëfyes, duke e bërë të kapshëm kudo. Udhërrëfyesi e ka edhe versionin elektronik ashtu që të arrijë edhe në vendet e pambuluara nga materialet e shtypura.

Ne jemi të bindur se koncepti i këtij udhërrëfyesi të ri me fokus në Hepatitin C do të shërbejë si referencë e vlefshme të dhënash për lexuesit tanë.

Stefan Mauss, Thomas Berg, Jurgen Rockstroh
Christoph Sarrazin, Henier Wedemeyer

Redaktorët

Autorët

Thomas Berg
Department of Internal
Medicine, Neurology and
Dermatology
University Clinic Leipzig
Medical Clinic II
Liebigstrasse 20
04103 Leipzig, Germany

Christoph Boesecke
Bonn University Hospital
Department of Medicine I
Sigmund-Freud-Strasse 25
53015 Bonn, Germany

Markus Cornberg
Dept. of Gastroenterology,
Hepatology
and Endocrinology
Medical School of Hannover
Carl-Neuberg-Str. 1
30625 Hannover, Germany

Bernd Kupfer
Bonn University Hospital
Department of Medicine I
Sigmund-Freud-Strasse 25
53015 Bonn, Germany

Christian Lange
J. W. Goethe University
Hospital
Medical Department I
Theodor-Stern-Kai 7
60590 Frankfurt/Main,
Germany

Michael P. Manns
Dept. of Gastroenterology,
Hepatology
and Endocrinology
Medical School of Hannover
Carl-Neuberg-Str. 1
30625 Hannover, Germany

Stefan Mauss
Center for HIV and
Hepatogastroenterology
Grafenberger Allee 128a
40237 Duesseldorf, Germany

Karl-Philipp Puchner
Department of Hepatology and
Gastroenterology
Charité, Campus Virchow-
Klinikum
Universitätsmedizin Berlin
Augustenburger Platz 1
13353 Berlin, Germany

Jürgen Kurt Rockstroh
Bonn University Hospital
Department of Medicine I
Sigmund-Freud-Strasse 25
53015 Bonn, Germany

Christoph Sarrazin
J. W. Goethe University
Hospital
Medical Department I
Theodor-Stern-Kai 7
60590 Frankfurt/Main,
Germany

Martin Schaefer
Department of Psychiatry and
Psychotherapy
Kliniken Essen-Mitte
Ev. Huyssenstift
Henricistrasse 92
45136 Essen, Germany

Carolynne Schwarze-Zander
Bonn University Hospital
Department of Medicine I
Sigmund-Freud-Strasse 25
53015 Bonn, Germany

Jan-Christian Wasmuth
Bonn University Hospital
Department of Medicine I
Sigmund-Freud-Strasse 25
53015 Bonn, Germany

Heiner Wedemeyer
Dept. of Gastroenterology,
Hepatology
and Endocrinology
Medical School of Hannover
Carl-Neuberg-Str. 1
30625 Hannover, Germany

Shkurtesat

ADV: adefovir dipivoxil
AHA: anemia hemolitike autoimune
ALT: alaninë aminotransferaza
AST: aspartat aminotransferaza
cccDNA: covalently closed circular DNA, ADN cirkulare e mbyllur me lidhje kovalente
CP: Child-Pugh
FPI: fibroza idiopatike pulmonale
GH: growth hormone, hormoni i rritjes
GM-CSF: granulocyte macrophage colony-stimulating factor,faktori stimulus i kolonis së makrofagëve dhe granulociteve
GN: glomerulonefritis
HBsAg: antigjeni sipërfaqësor i Hepatitit B
HBV: virusi i Hepatitit B
HCV: virusi i Hepatitit C
HCV RNA: acidi ribonukleik i virusit të Hepatitit C
HCC: hepatocellular carcinoma, karcinoma hepatocelulare
IFN α: interferon α
IGF-1: insulin growth factor-1, faktori-1 i shtimit të insulinës
INR: international normalised ratio, raporti nderkombëtar i normalitetit
LDL: low density lipoproteins, liproteinat me densitet të ulët
MEH: manifestimet ekstrahepatike
MELD: Model for End-Stage Liver Disease, modeli për sëmundjen përfundimtare të mëlçisë
NHL: non-Hodgkin limfoma
NPV: negative predictive value, vlera negative parashikuese
NTR: non-translated regions, rajonett e papërkthyera
PCR: polymerase chain reaction,reaksioni zingjiror i polimerazës
PCT: porphyria cutanea tarda
PEG-IFN: pegylated interferon, interferoni i pegiluar
PHV: përgjigje e hershme virologjike
PQV: përgjigje e qëndrueshme virologjike
PSHV: përgjigje e shpejtë virologjike
PT: prothrombin time, koha e protrombinës
PTI: purpura trombocitopenike imune
RBV: ribavirina
RE: retikulumi endoplazmatik
RF: rheumatoid factor, faktori reumatoid
SSRI: selective serotonin reuptake inhibitor, inhibuesi selektiv i rimarrjes së serotoninës
TGF: transforming growth factor, faktori transformues i rritjes
TSH: thyroid stimulating hormone, hormoni tiroid-stimulues

Përmbajtja

1. Epidemiologjia, përhapja dhe historiku i Hepatitit C

Jan-Christian Wasmuth

Hepatiti C është sëmundje me rëndësi globale. Sipas Organizatës Botërore të Shëndetësisë, 170 milionë njerëz janë të infektuar me virusin e Hepatitit C (HCV). Ka dallime të konsiderueshme rajonale, p.sh. në Egjipt prevalenca është 20%; në Afrikë dhe në Pacifikun Perëndimor prevalenca është shumë më e madhe sesa në Amerikën Veriore dhe në Evropë (Anonymous 2004). Vlerësohet se në Evropë janë rreth 2-5 milionë njerëz HCV pozitivë. Disa grupe preken në veçanti, si p.sh. përdoruesit intravenozë të drogave. Në Evropë dhe SHBA Hepatiti C kronik është sëmundja më e shpeshtë kronike e mëlçisë. Shumica e transplantimeve të mëlçisë të kryera në këto vende janë për shkak të Hepatitit C kronik. Është e vështirë të përcaktojmë numrin e infeksioneve të reja me HCV, sepse rastet më akute nuk zbulohen klinikisht.

Përhapja

Ekspozimi parenteral ndaj virusit të Hepatitit C është mënyra më efikase e bartjes. Shumica e pacientëve me HCV në Evropë dhe në SHBA janë infektuar ose nëpërmjet përdorimit intravenoz të drogave ose transfuzionit të gjakut, që tashmë ndodh më rrallë për shkak të testimit rutinor për HCV të dhuruesve të gjakut. Disa prej mënyrave të mundshme të infektimit, të indentifikuara te dhuruesit e gjakut (të renditura prej riskut më të madh të bartjes kah ai më i vogël) janë:

1. Injektimi i drogave
2. Transfuzioni i gjakut
3. Seksi me përdorues intravenozë të drogave
4. Burgosja për më shumë se tri ditë
5. Cikatrizimet rituale
6. Lëndimet apo prerjet me objekte me gjak
7. Shpuarja e veshëve, apo pjesëve të tjera të trupit
8. Injektimi i imunoglobulinave

Shpeshëherë, te pacientët e sapodiagnostikuar për infeksion me HCV nuk mund të identifikojmë asnjë faktor risku.

Faktorët të cilët mund të rrisin riskun për infeksion me HCV përfshijnë numrin më të madh të partnerëve seksualë, histori të sëmundjeve seksualisht të transmetueshme, mospërdorim të kondomëve. Është diskutabile, nëse prania e infeksionit me HIV e rrit bartjen heteroseksuale të HCV te partneri i paprekur. Seroprevalenca e HCV te MSM (meshkujt që bëjnë seks me meshkuj) është prej 4-8%, e cila është më e madhe se prevalenca e raportuar për popullsinë e përgjithshme evropiane.

Risku për bartjen perinatale të HCV te nënat HCV ARN pozitive vlerësohet të jetë 5% ose më pak (Ohto 1994). Prerja cezariane nuk është treguar ta reduktojë bartjen e infeksionit. Nuk ka evidencë që të ushqyerit me gji është faktor risku.

Faktorët e riskut te personat me hemodializë përfshijnë transfuzionet e gjakut, kohëzgjatjen e hemodializës, prevalencën e HCV infeksionit në njësinë e hemodializës, tipin e dializës. Risku më i madh është te hemodializa-në spital sesa te dializa peritoneale.

Pajisjet mjekësore të kontaminuara, ritet tradicionale mjekësore, tatuazhet, shpuarjet e trupit konsiderohen si mënyra më të rralla të bartjes së infeksionit.

Ka risk për bartjen e HCV te punëtorët shëndetësorë pas shpuarjeve aksidentale me gjilpërë, ose me mjete të tjera të mprehta

Hepatiti akut

Pas inokulimit të HCV, periudha e inkubimit ndryshon. HCV ARN në gjak (ose në mëlçi) mund të detektohet me PCR brenda disa ditëve deri në tetë javë (Hoofnagle 1997). Aminotransferazat rriten përafërsisht për 6-12 javë pas ekspozimit (1-26 javë) dhe tentojnë të rriten 10-30 herë mbi nivelin e sipërm të vlerave normale. Antitrupat e HCV mund të detektohen 8 jave pas ekspozimit edhe pse mund të kalojnë disa muaj për t'u detektuar. Sidoqoftë, shumica e pacientëve të sapoinfektuar janë asimptomatikë, sëmundja klinikisht nuk është e dukshme, ose lehtë e dukshme. Ekzaminimet e kohëpaskohshme janë të nevojshme për grupet me risk të lartë për infektim, p.sh. pacientët me jetë aktive homoseksuale e të infektuar me HIV. Simptomat janë plogështia, nauzea, dhembjet në kuadrantin e sipërm të djathtë. Te pacientët me simptoma të tilla sëmundja në mënyrë tipike zgjat për 2-12 javë. Bashkë me kalimin e simptomave niveli i aminotransferazave normalizohet në 40% të pacientëve. Zhdukja e HCV ARN, që tregon shërimin e Hepatitit C, ngjan në më pak se 20% të pacientëve. Pamjaftueshmëria fulminante hepatike për shkak të infektimit akut me HCV mund të zhvillohet te pacientët me infeksion kronik me virusin e Hepatitit B (Chu 1999).

Hepatiti kronik

Risku i infeksionit kronik me HCV është i lartë. Diku 75% e pacientëve me Hepatit akut C nuk e eliminojnë HCV ARN-në dhe progredojnë në infeksion kronik. Shumica e këtyre do t'i kenë aminotransferazat vazhdimisht të ngritura. Hepatiti C konsiderohet kronik pas 6 muajve. Në momentin kur kalon në infeksion kronik, mundësitë për shërim spontan janë të vogla.

Shumica e pacientëve me infeksion kronik janë asimptomatikë ose kanë simptoma të lehta jospecifike përderisa ciroza nuk është e pranishme (Lauer 2001, Merican 1993). Ankesa më e shpeshtë është lodhja. Manifestimet më pak të shpeshta janë nauzea, pafuqia, mialgjia, artralgjia dhe humbja e peshës (Merican 1993). Niveli i aminotransferazave dukshëm mund të dallojë përgjatë ecurisë së natyrshme të Hepatitit C kronik.

Ecuria e natyrshme e sëmundjes

Risku i zhvillimit të cirrozës hepatike brenda 20 vjetëve vlerësohet të jetë rreth 10-20%, madje disa studime flasin për risk deri në 50% (de Ledinghen 2007, Poynard 1997, Sangiovanni 2006, Weise 2000). Rreth 30% e pacientëve nuk zhvillojnë cirozë për më së paku 50 vjet (Poynard 1997). Nuk është e qartë pse ka aq shumë dallime në progredimin e sëmundjes. Supozohet se në këtë ka rol ndikimi i faktorëve individualë dhe atyre viralë.

Cirroza dhe dekompensimi hepatik

Komplikimet e Hepatit C ngjajnë gati vetëm në ata që kanë zhvilluar cirrozë. Po ashtu, vdekshmëria nga shkaktarët jo-hepatikë është më e lartë te pacientët me cirrozë. Risku për dekompensim llogaritet të jetë afro 5% për çdo vit te pacientët cirrotikë (Poynard 1997). Kur dekompensimi zhvillohet, mbijetueshmëria për 5 vjet është gati 50% (Planas 2004). Në këtë rast, transplantimi i mëlçisë është terapia e vetme efektive.

Karcinoma hepatocelulare (HCC) po ashtu zhvillohet vetëm te pacientët me cirrozë (për dallim te ata me hepatit B kronik).

Progredimi i sëmundjes

Progredimi i Hepatitit C kronik mund të dallojë për shumë faktorë. Faktorët e tjerë, të cilët ende nuk janë identifikuar, po ashtu mund të jenë të rëndësishëm.

Mosha dhe gjinia: Progredimi më i shpejtë haset te meshkujt më të vjetër se 40-55 vjet (Svirtlih 2007), progredim më pak i shpejtë haset te fëmijët (Child 1964).

Raca: Progredim më i ngadalshëm haset të afriko-amerikanët (Sterling 2004).

Përgjigja imune specifike celulare ndaj HCV: Përcaktorët gjenetikë si ekpresioni i HLA (Hraber 2007).

Konsumimi i alkoolit: Edhe sasitë mesatare të alkoolit e rrisin replikimin e HCV, e rrisin mundësinë e progredimit në HCV kronik dhe shpejtojnë dëmtimin e mëlçisë (Gitto 2008).

Përdorimi ditor i marihuanës: mund të shkaktojë progredim më të shpejtë.

Faktorët e tjerë të shtëpiakut (individit): Fenotipi TGF B1 dhe faza e fibrozës korelojnë me shpejtësinë e progredimit të fibrozës. Steatoza mesatare dhe e rëndë korelon me zhvillimin e fibrozës hepatike.

Koinfeksioni viral: Progredimi i infeksionit me HCV është më i shpejtë te pacientët e infektuar me HIV. Hepatiti B akut te një pacient me Hepatit C kronik mund të jetë më i rëndë. Dëmtimi i mëlçisë është më i rëndë dhe përshpejton te pacientët me infeksion të dyfishtë HBV/ HCV.

Gjeografia dhe faktorët e ambientit: me ndikim të qartë, por ende të pakuptuar mirë (Lim 2008).

Përdorimi i steroideve: e rrit ngarkesën virale të HCV.

Faktorët viralë: Nuk duket se ka ndonjë rol sinjifikues prania e gjenotipeve të ndryshme në progredimin e fibrozës. Sidoqoftë, infeksioni me disa gjenotipe mund të ketë pasoja më të rënda sesa infeksioni me një gjenotip të vetëm. Biopsia e mëlçisë është parashikuesja më e mirë se si do të progredojë sëmundja (Gebo 2002).

Tabela 1.1 – Klasifikimi Child-Pugh i fazave të sëmundjes së mëlçisë (Child 1964)

Parametri	Pikët		
	1	2	3
Ascit	Mungon	Pak	Mesatar
Bilirubina, mg/ dL	< 2	2-3	>3
Albuminat, g/ dL	> 3.5	2.8-3.5	< 2.8
Koha e protrombinës			
Koha e protrombinës	< 4	4-6	> 6
INR	< 1.7	1.7-2.3	> 2.3
Encefallopatia	Nuk ka	Shkalla 1-2	Shkalla 3-4

Totali 5-6 pikë konsiderohet faza A (sëmundja mirë e kompensuar); 7-9 pikë është faza B (komprimim sinjifikues i funksionit); 10-15 është faza C (sëmundje e dekompensuar). Mbijetueshmëria një dhe dy vjet e pacientit sipas fazave: faza A - 100 dhe 85 %; faza B - 80 dhe 60%; faza C - 45 dhe 35%.

Në pacientët me cirrozë pikët e MELD (*Model for End-Stage Liver Disease*-Modeli për fazën terminale të sëmundjes së mëlçisë) dhe pikët e CHILD (tab. 1.1) shfrytëzohen për ta përcaktuar fazën e sëmundjes dhe për të dhënë progonozën për të ardhmen e afërt. Llogaritësi online dhe informata shtesë ndodhen në web-faqen e The United Network for Organ Sharing (UNOS) (http://www.unos.org).

Për detajet e manifestimeve ekstrahepatike, shih kapitullin 7.

2. HCV – Struktura dhe replikimi viral

Bernd Kupfer

Taksonomia dhe gjenotipet

Virusi i Hepatitit C (HCV) bën pjesë në gjininë Hepacivirus të familjes Flaviviridae. Deri më sot janë të njohura gjashtë gjenotipe të HCV, ku secili gjenotip ka numër të madh të nëntipeve të veta (Simmonds 2005). Sasia e madhe e replikimit të HCV, bashkë me ARN polimerazën me prirje për mutacione, janë përgjegjëse për ndryshueshmërinë e madhe gjenetike të shtameve të HCV midis pacientëve. Te një individ pozitiv për një gjenotip të HCV me kohë rritet shumëllojshmëria e këtij gjenotipi, duke u formuar kuasispeciet- (*quasi:* gati se), specie/ shtame të HCV gati si të reja. Këto nuk janë shtame të veçanta, që kishin mundur të klasifikohen në gjenotipe apo nëntipe të reja, sepse nga një gjenotip kanë rezultuar gjenotipe të ngjashme si pasojë e mutacioneve të sipërmendura. (Bukh 1995).

Struktura virale

Analizat strukturore të virioneve të HCV janë shumë të kufizuara për shkak të vështirësive në kultivimin e tyre në mediume qelizore, parakusht për të përfituar virione të mjaftueshme për mikroskopi elektronike. Përveç kësaj, partikulat virale nga serumi janë të asocuara me lipoproteinat me densitet të ulët, LDL (Thomseen 1992), duke e vështirësuar izolimin e virioneve nga serumi/ plazma me anë të centrifugimit.

Është vërejtur se virionet e HCV të izoluara prej mediumeve qelizore kanë mbështjellës sferik të përbërë nga tetrameret (ose dimere të heterodimereve) të HCV E1 dhe E2 glikoproteinave (Heller 2005, Wakita 2005, Yu 2007) Brenda strukturës sferike të mbështjellësit ndodhet nukleokapsida që në bërthamë të vet ka gjenomin viral.

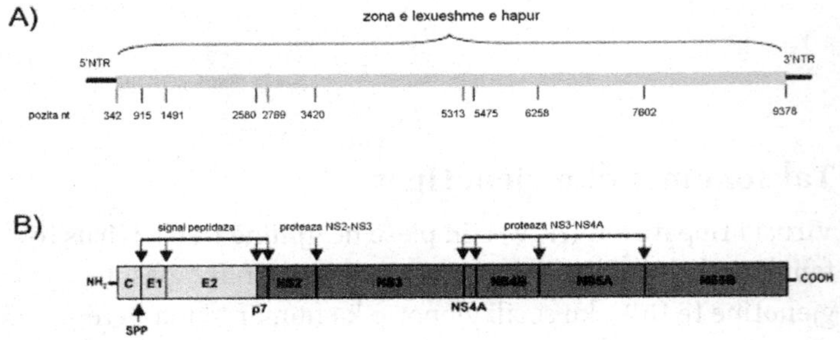

Figura 2.1 – Organizimi i gjenomit dhe procesimi i poliproteinave. A) Pozita e nukleotideve korrespondon me shtamin H77 gjenotipi 1a të HCV, numri rendor NC-004102.nt, nucleotide; NTR- rajoni i papërkthyer (nontranslated region). B) Vendi i ndarjes/këputjes në poliproteinat prekursore të HCV nga peptidazat sinjalizuese qelizore, singnal peptide peptidase (SPP) dhe nga protezat virale NS2-NS3 dhe NS3- NS4A, respektivisht.

Organizimi i gjenomit

Gjenomi i virusit të Hepatitit C përbëhet nga molekula e ARN-së njëzinxhirore me gjatësi 9.6 kb dhe me polaritet pozitiv. Përparësia e polaritetit pozitv është se po këto molekula të ARN-së shërbejnë edhe si ARNm, dhe menjëherë mund të përkthehen në proteina. Molekula lineare e ARN përmban vetëm një zonë të hapur që mund të lexohet (open reading frame), që kodon për një poliproteinë prekursore me gati 3000 aminoacide, e që gjendet në mes të dy rajoneve të papërkthyera (NTR) (Fig. 2.1).

Tabela 2.1 – Madhësia dhe funksioni i HCV proteinave. Pesha molekulare në kd (kilodalton)

Proteina	Pesha	Funksioni
Core- nukleokapsidës	21 kd	Proteina kapsid-formuese. Funksione rregullatore në përkthim, replikim të ARN, krijim të virioneve.
F-proteina ose ARFP	16-17 kd	Nuk dihet.
E1- glikoproteina 1 e mbështjellësit (envelope)	35 kd	Glikoproteinë transmembranore në mbështjellësin viral. Adsorbim, endocitozë e ndërmjetësuar me receptorë.
E2- glikoproteina 1 e mbështjellësit (envelope)	70 kd	Glikoproteinë transmembranore në mbështjellësin viral. Adsorbim, endocitozë e ndërmjetësuar me receptorë.
p7	7 kd	Formon kanal jonik në retikulumin endoplazmik. Esencial në formimin e virioneve infektive
NS2	21 kd	Një pjesë e NS2-3 proteazës katalizon këputjen e prekursorit të poliproteinës midis NS2&NS3 fig. 2.1
NS3	70 kd	NS2-NS3 proteaza, këputja e HCV proteinave (fig2.1). Aktivitet të ATPazë/helikazë, lidhja dhe zgjidhja e ARN virale.
NS4A	4 kd	Kofaktor i NS3-NS4A proteazës.
NS4B	27 kd	Kyq në replikimin e HCV. Indukon rrjetë membranore në retikulumin endoplazmatik gjatë replikimit të ARN.
NS5A	56 kd	Fosfoproteinë multifuknksionale. Përmban rajonin përcaktues për ndjeshmëri ndaj IFN-ά, me rëndësi në reagimin ndaj terapisë me interferon ά.
NS5B	66 kd	ARN-polimeraza e varur nga ARN virale. NS5B- enzimë e prirur për gabime, inkorporon ribonukleotide të gabuara në shpejtësi prej 10-3 / nukleotide/ gjeneratë.

Proteinat e HCV

Përkthimi (translacioni) i poliproteinave të HCV inicohet nga disa domene të rajoneve të papërkthyera (NTR) të gjenomit të

ARN-së së virusit të hepatitit C. Poliproteina rezultuese përbëhet nga dhjetë proteina, të cilat ndahen nga ajo ose gjatë ose pas translacionit. Po ashtu, proteina F (frameshift) ose ARF (alte ARNte reading frame) janë hulumtuar (Walewski 2001).

ARFP- është produkt i përkthimit aleternativ që ndodh në ribozome nga rajoni që kodon për *core*-proteinën.

Cikli jetësor i virusit

Zhvillimet e fundit në imitimin e infeksionit në modelet animale dhe sistemet më eficente të replikimit të HCV *in vitro* ofruan mundësinë e analizimit të detajuar të fazave të replikimit viral (Fig. 2.2).

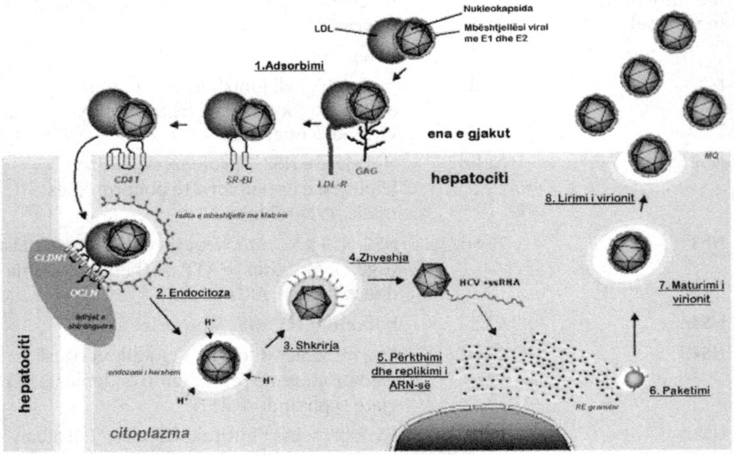

Figura 2.2 – Modeli i ciklit jetësor të HVC. Për ilustrim të detajuar të transformimit dhe replikimit të ARN-së, shih Pawlotsky 2007. HCV + ss ARN, gjenomi njëzinxhiror me polaritet + (ss single strand, një zinxhir); RE- retikulumi endoplazmatik; MQ- membrana e qelizës.

Adsorbimi dhe hyrja e virusit

Hyrja e HCV në qelizën e cakut është e ndërlikuar. Një kaskadë e tërë e ndërveprimeve virus-qelizë është e nevojshme për infektimin e hepatociteve dhe mekanizmi preciz i hyrjes së virusit në qelizë nuk është plotësisht i qartë. Sipas modelit të tanishëm të adsorbimit viral, HCV lidhet me LDL së pari, më pas së bashku lidhen për komponentën lidhëse të LDL-receptorit (LDL-R) në sipërfaqe të qelizës (Agnello 1999), ku fillon ndërveprimi i glikoproteinave virale me glikozaminet (GAG) celulare (Germi 2002). Më pas, pasojnë ndërveprimet e HCV me receptorët scavenger (pastrues) B tipi I (SR-BI) (Scarselli 2002) dhe me tetraspaninën CD81 (Pileri 1998). Zbulimet e fundit tregojnë se virusi bartet në lidhjet e shtrënguara midis qelizave, një kompleks proteinik që ndodhet midis dy hepatociteve fqinje. Dy komponentet e lidhjeve të shtrënguara, Claudin-1 (CLDN1) dhe occluding (OCLN), janë treguar të ndërveprojnë me HCV (Evans 2007, Ploss 2009). Edhe pse mekanizmi preciz i hyrjes së HCV në hepatocite ende nuk është i sqaruar, këto komponente qelizore mund të na paraqesin krejt faktorët qelizorë që mundësojnë hyrjen e HCV. Ndërveprimi i HCV me CLDN1 dhe OCLN duket se nxit internalizimin e virionit me anë të endocitozës së ndërmjetësuar nga klatrina (Hsu 2003). Në vazhdim glikoproteinat E1-E2 të HCV mundësojnë shkrirjen (fuzionin) e mbështjellësit viral me membranën e endozomit (Meertens 2006).

Proceset e përkthimit dhe paspërkthimit

Kur mbështjellësi viral shkrihet me membranën e endozomit, në citoplazmën e qelizës lirohet ARN e HCV (procesi i zhveshjes). Në të dy skajet e gjenomit të HCV ndodhet rajoni i papërkthyer (NTR). Ky rajon përmban komponentën që ka rol në lidhjen për ribozom dhe nisjen e përkthimit të ARN-së virale (komponenta IRES, *internlized ribosome entry side*- pjesa hyrëse për në ribozom), (Tsukiyama-Kohara 1992). Prekursori i poliproteinës të HCV i sintetizuar procesohet nga më së paku katër peptidaza të ndryshme. Peptidaza sinjalizuese (SP-*signal peptidase*) qelizore bën këputjen e proteinave imature virale *core* (të nukleokapsidës), E1, E2 dhe p7 kah N-terminali (Hijikata 1991), përderisa peptidaza e peptidit sinjalizues qelizor (SPP- *signal peptide peptidase*) bën këputjen e sekuencës midis E1 dhe core proteinës kah C-terminali duke dhënë proteinën mature *core* (McLauchlan 2002). Proteinat E1 dhe E2 mbesin brenda lumenit të retikulumit endoplazmatik, ku më pas i nënshtrohen N-glikozilimit, E1 ka 5 vende, ndërsa E2 ka 11 vende të N-glikozilimit (Duvet 2002). Këputja pas-translacionit i bëhet proteinave të mbetura të HCV nga proteazat virale NS2-NSR3 dhe NS3-NS4A, respektivisht.

Replikimi i HCV ARN

Procesi i ndërlikuar i replikimit të HCV ARN është pak i sqaruar. Enzimi kyq në replikimin e ARN virale është NS5B, ARN polimeraza e varur nga ARN e HCV (*ARN-dependent ARN polymerase-* RdRp). Kur RdRp lidhet për vendin e vet, NS3 helikaza nis t'i zgjidhë strukturat dytësore të shabllonit të ARN, ashtu që ta lehtësojë sintezën e zinxhirit negativ, me polaritet – (antisens) nga zinxhiri komplementar i ARN + (sens) (Jin 1995, Kim 1995). Molekula e saposintetizuar e ARN antisens shërben si shabllon për sintezën e shumë ARN+. Molekula e ARN sens, ose mund të përdoret për krijimin e gjenomit të gjeneratave të reja të HCV ose të përkthehet në proteina (vetëm zinxhirët e ARN + mund të përkthehen në proteina!). Një tjetër faktor viral me rëndësi për formimin e kompleksit të replikimit duket se është NS4B, i aftë për të nxitur forminin e një rrjete membranore nga retikulumi endoplazmatik që përmban shumicën e proteinave jo-strukturore (*non-structural* NS) të HCV, duke përfshirë edhe NS5B (Egger 2002).

Paketimi dhelLirimi

Kur të gjitha proteinat virale, glikoproteinat dhe ARN e gjenomit të HCV të jenë sintetizur, atëherë vjen faza e paketimit, ku të gjitha këto komponente bëhen bashkë për të formuar virionin infektuoz. Paketimi viral është procedurë disa-hapëshe që përfshin komponentet virale bashkë me ato qelizore. Hulumtimet e fundit tregojnë se paketimi viral ndodh në retikulumin endoplazmatik (Gastaminza 2008) dhe pikëzat lipidike ndihmojnë formimin e partikulave virale (Miyanari 2007, Shavinskaya 2007). Sidoqoftë, mekanizmi i saktë i formimit dhe lirimit të partikulave infektuoze të HCV është ende i panjohur.

3. Testet diagnostike të Hepatitit C akut dhe kronik

Christian Lange dhe Christoph Sarrazin

Hepatiti C shpesh diagnostikohet rastësisht. Fatkeqësisht, në pjesën më të madhe mbetet i padiagnostikuar. Analizat diagnostike për HCV duhet bërë te çdo pacient që paraqitet me nivele të ngritura të aminotransferazave, me sëmundje kronike të mëlçisë me etiologji të panjohur dhe me të dhëna për risk të ekspozimit ndaj HCV.

Analizat serologjike

Me testet imunologjike enzim-të lidhura (*Enzyme-Linked Immunoassays*) të gjeneratës së dytë, antitrupat specifikë të HCV mund të detektohen diku 10 javë pas infeksionit (Pawlotsky 2003b). Me qëllim të zvogëlimit të dritares diagnostike (periudha nga infektimi deri te serokonvertimi) janë zhvilluar testet imunologjike enzim-të lidhura të gjeneratës së tretë, të cilat përfshijnë antigjenin nga rajoni NS5 dhe/ose zëvendësimin e epitopit me imunogjenitet të lartë NS3, duke mundësuar detektimin e anti-HCV antitrupave deri në 4 javë pas inkfektimit; testet e gjeneratës së tretë kanë sensitivitet mbi 99% (Colin 2001). Matja e anti-HCV IgM mund ta zvogëlojë dritaren diagnostike vetëm te një numër i vogël i pacientëve dhe nuk mund të bëjë dallime midis Hepatitit C akut apo kronik.

Rezultatet rrejshëm-pozitivë i hasim më shpesh te pacientët me faktorë reumatoidë dhe në popullata me prevalencë të ulët të Hepatitit C, p.sh. te dhuruesit e gjakut dhe të organeve. Rezultatet rrejshëm-negativë i hasim te pacientët në hemodializë, me imunodeficiencë dhe me malinjitete hematologjike.

Është aprovuar një **analizë kuantitative për core antigjenin e HCV** (Architect HCV Ag, nga kompania Abott Diagnsotics). Kjo analizë përmban 5 antitrupa të ndryshëm, shumë specifikë (99.8%) dhe ka po të njëjtën ndjeshmëri për përcaktimin e Hepatitit C kronik sikur edhe matja e HCV ARN (Morota 2009). Në përgjithësi, ndjeshmëria e analizës së antigjenit core është më e ulët krahasuar me ndjeshmërinë tejet të lartë të analizës së HCV ARN. Ende nuk ka të dhëna për përdorimin e analizës së *core* antigjenit në vend të HCV ARN gjatë menaxhimit të terapisë antivirale.

Testimi i acideve nukleike të HCV

Për shkak të rëndësisë së përcaktimit të saktë të ngarkesës së HCV ARN në menaxhimin terapeutik, OBSH ka krijuar standardin ndërkombëtar për HCV ARN bazuar në njësitë ndërkombëtare (IU), i cili përdoret në të gjitha testet klinike të HCV ARN. Tani për tani, në treg janë vetëm disa teste për HCV ARN.

Testet kualitative të HCV ARN janë: RT-PCR kualitativ, prej së cilës Amplicor™ HCV 2.0 (Roche Molecular Systems, USA) i aprovuar nga FDA dhe CE, mundëson detektimin e përqendrimeve të HCV ARN deri në 50 IU/ml të të gjitha gjenotipeve të HCV (Nolte 2001).

Detektimi kualitativ i HCV ARN me amplifikim të ndërmjetësuar nga transkriptimi (TMA-*transcription mediated amplification*) ka ndjeshmëri shumë të lartë (kufiri i poshtëm i detektimit është 5-10 IU/ml) (Sarrazin 2002, Hendricks 2003). TMA testi në treg është testi kualitativ Versant™ HCV ARN

(Siemens Medical Solutions Diagnostics, Germany). Ky sistem është i akredituar nga FDA dhe CE, ka ndjeshmëri të lartë, është më superior se testet kualitative të HCV ARN bazuar në RT-PCR (Sarrazin 2000, Sarrazin 2001, Hofmann 2005).

Kuantifikimi i ARN-së së HCV bëhet me anë të teknikave që amplifikojnë segmentet e caktuara të gjenomit (PCR kompetetiv dhe real-time) ose me anë të teknikave amplifikuese të sinjaleve (testi i ADN-së së degëzuar-branched (bDNA). Disa sisteme të standardizuara të aprovuara nga FDA dhe CE janë në treg. Cobas AmplicorTM HCV Monitor (Roche Diagnostics) është i bazuar në teknikën kompetetive të PCR, ndërsa Versant™ HCV ARN (Siemens Medical Solutions Diagnostics) bazohet në teknikën e bDNA. Kufijtë e poshtëm të detektimit të të dyja testeve janë më të kufizuara (500-615 IU/ml). Së fundi, TaqMan dhe Abott RealTime™ HCV testet, bazohen në tenkonologjinë *real time* të PCR dhe kanë zëvendësuar me të madhe metodat kualitative dhe kuantitative.

Të gjitha testet për HCV ARN janë të kalibruara sipas standardit të OBSH-së duke u bazuar në gjenotipin 1 të HCV. Ka të dhëna se rezultatet nga këto teste/analiza mund të dallojnë dukshëm për gjenotipe të ndryshme të HCV edhe pse janë të standardizuara (Chevaliez 2007, Vehrmeren 2008).

Testi Cobas TaqMan (Roche Diagnostics) mundëson si detektimin kualitativ (limiti i detektimit përafërsisht 10 IU/ml) ashtu edhe detektimin kuantitativ (35-107 IU/ml) të HCV ARN, me specifitet të lartë, performacë e shkëlqyer në një sistem me automatizëm të plotë.

Testi HCV Abott RealTime™ mundëson detektimin prej kufirit të ulët 12 IU/ml, ka specifitet më shumë se 99.5% dhe me rangun e amplifikimit linear prej 12 deri në 10 000 000 IU/ml pavarësisht nga gjenotipi i HCV (Michelin 2007, Sabato 2007, Schutten 2007, Vermheren 2008).

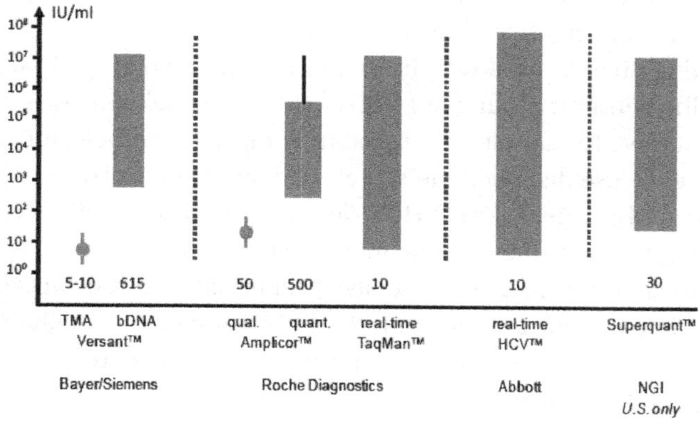

Figura 3.1 – Kufijtë e detektimit dhe rangu dinamik linear i testeve/analizave për detektimin e HCV ARN.

Gjenotipizimi i HCV

Virusi i Hepatit C është heterogjen, me ndryshueshmëri enorme të gjenomit për shkak të ciklit të shpejtë të replikimit-10^{12} virione për një ditë dhe qëndrueshmërisë së ulët të HCV ARN polimerazës. Deri më tani janë detektuar gjashtë gjenotipe (1-6), shumë nëntipe (a, b, c...), dhe së fundi edhe gjenotipi i shtatë i HCV. Një nëntip mund të përmbajë shumë kuazispecie, madje ato mund të shfaqen edhe gjatë trajtimit me antiviralë specifikë. Meqë rekomandimi i kohëzgjatjes së trajtimit dhe dozat e ribavirinës varen nga gjenotipi i HCV, atëherë gjenotipizimi i HCV është i obligueshëm te çdo pacient i mundshëm për terapi antivirale (Bowden 2006). Analiza direkte e sekuencës dhe teknologjia e hibridizimit revers mundësojnë gjenotipizimin e HCV.

Versant™ HCV Genotype 2.0 System (Siemens Medical Solutions Diagnostics) është i përshtatshëm për identifikimin e gjenotipeve 1-6 dhe mbi 15 nëntipeve. Për momentin është analizë e preferuar e gjenotipizimit të HCV. Me analizmin e njëkohshëm të 5' UTR (*untranslated region*) dhe rajonit për proteinën core, arrihet specifitet i lartë, në veçanti në diferencimin e nëntipeve të gjenotipit 1 (1a vs. 1b).

Analiza direkte e sekuencës TruGene përcakton gjenotipin e HCV dhe nëntipin me anë të analizimit direkt të sekuencës së nukleotideve të rajonit 5' UTR. Gabimet me këtë metodë janë të rralla, edhe pse disponon me saktësi të dobët gjenotipizimi.

Analiza **Abott RealTime™ HCV Genotype II** bazohet në teknologjinë real-time PCR, që merr më pak kohë sesa sekuencimi direkt. Sipas të dhënave preliminare, pajtueshmëria e real-time PCR me sekuencimin direkt të rajoneve NS5B dhe 5' UTR është 96% në nivel të gjenotipit dhe 93% në nivel të nëntipeve të gjenotipit 1.

Implikimet në diagnozë dhe menaxhim

Diagnostikimi i Hepatitit C

Kur dyshohet në hepatit C, duhet testuar për praninë e anti-HCV antitrupave dhe HCV ARN. Për detektimin e HCV ARN janë të nevojshme metoda kualitative senzitive me kufijë të detektimit 50 IU/ml osë më pak, p.sh. TMA, RT-PCR kualitativ ose sistemet më të reja të real-time PCR. Vlera e HCV ARN gjatë hepatitit akut mund të luhatet, duke e bërë të nevojshme matjen e dytë të HCV ARN disa javë më pas te të gjithë pacientët me rezultat negativ e me dyshim për hepatit C akut. Kur HCV ARN detektohet te pacientët seronegativë, ka shumë mundësi për hepatit C akut. Kur pacientët janë pozitivë për anti-HCV antitrupat dhe HCV ARN, mund te jetë e vështirë të dallojmë midis hepatit C akut dhe atij kronik të përkeqësuar në mënyrë akute. Detektimi i Anti-HCV IgM nuk mjafton, sepse është i pranishëm në të dyja rastet.

Diagnostikimi i Hepatitit C kronik

Hepatiti C kronik duhet të konsiderohet te çdo pacient që paraqet shenja klinike, morfologjike ose biologjike të sëmundjes kronike të mëlçisë. Kur dyshohet në hepatit C kronik, skriningu për antitrupa të HCV me EIA të gjeneratës së dytë ose të tretë është më adekuat, sepse ndjeshmëria e tyre është >99%. Kur anti-HCV antitrupat detektohen, duhet të përcaktohet prania e HCV ARN në mënyrë që të dallohet Hepatiti C kronik nga infeksioni i shëruar.

Diagnsostika në menaxhimin e terapisë

Nëntipizimi i saktë i HCV do të jetë edhe më i rëndësishëm për përdorimin e ardhshëm të agjentëve antiviralë me veprim direkt (DAA- *direct-acting antiviral agents*) sepse disa nëntipe të HCV sillen më ndryshe për sa i përket aktivitetit antiviral dhe zhvillimit të rezistencës. Përqendrimet e ulëta të HCV ARN (<600,000-800,000 IU/ml) shërbejnë si parashikues pozitivë të përgjigjes së qëndrueshme virale. Matja e kinetikës virale gjatë trajtimit është me rëndësi në parashikimin e rezultatit të terapisë antivirale dhe në përcaktimin e kohëzgjatjes individuale të trajtimit.

Rekomandohet të përdoret gjithmonë e njëjta metodë analizuese te një pacient, si para, gjatë ashtu edhe pas trajtimit për shkak të dallimeve deri në 4 faktorë në përqendrimin e HCV ARN të matur me metoda të ndryshme në treg, ndryshueshmërisë deri në 2 faktorë ndër dhe brenda analizave, edhe pse ato janë të standardizuara në IU. Matjet e HCV ARN duhet përsëritur në rast se përqëndrimi i tyre është midis 400 000 dhe 1 000 000 IU/ml.

4. Kujdesi standard i Hepatitit C

Markus Cornberg, Michael P. Manns, Heiner Wedemeyer

Qëllimi i terapisë antivirale te Hepatiti C është të shërojë infeksionin me eliminim të qëndrueshëm të virusit (Veldt 2007) dhe të parandalojë fibrozën dhe sëmundjen përfundimtare të mëlçisë (cirrozën dhe karcinomën hepatocelulare). Në 2011 ky qëllim është i arrit te një numër i madh i pacientëve me anë të terapisë së kombinuar të inferferonit të pegiluar dhe ribavirinës. Suksesi i këtij trajtimi varet nga gjenotipi i HCV dhe karakteristikat e pacientit. Rezultatet më të mira janë arritur te pacientët me gjenotip 2 ose 3, me nivele më të ulëta të HCV ARN para trajtimit, më të rinj në moshë dhe pa cirrozë. Trajtimi standard shkon prej 6 deri 12 muaj, në disa raste mund të jetë më gjatë, e në disa të tjera edhe më shkurt. Është shumë me rëndësi që pacientët të përcillen si për marrjen e rregullt të barnave ashtu edhe për efektet anësore të tyre.

Në vijim do të disktutohet trajtimi i Hepatit C kronik. Kapitulli përfundon me perspektivat premtuese në trajtimin e Hepatitit C akut.

Synimet e trajtimit dhe përkufizimet

Suksesi i trajtimit qëndron në mosdetektimin e HCV ARN. Trajtimi ka për qëllim arritjen e eliminimit të qëndrueshëm të virusit, *përgjigjen e qëndrueshme virologjike* (PQV) – HCV ARN negative edhe 6 muaj pas përfundimit të trajtimit. Mbi 99% e pacientëve që arrijnë të krijojnë PQV mbeten HCV ARN negativ edhe 5 vjet pas përfundimit të trajtimit (Swain 2007). Një tjetër lloj i përgjigjes virologjike është përgjigja e shpejtë virologjike (PShV) e definuar si HCV ARN negative 4 javë pas trajtimit. Tab. 4.1. përmban shkurtesat e faktorëve me rëndësi në terapinë e Hepatitit C.

Tabela 4.1 – Shkurtesat dhe përkufizimet e faktorëve me rëndësi gjatë terapisë

Shkurtesa		Përkufizimi
PShV	Përgjigje e shpejtë virologjike	HCV ARN e padetektueshme (<50 IU/ml = ARN negative) 4 javë pas fillimit të trajtimit.
PSHVv	Përgjigje e shpejtë virololgjike e vazhduar	HCV ARN e padetektueshme (<50 IU/ml) në javët 4-dhe 12 të trajtimit.
PHV	Përgjigje e hershme virologjike	HCV ARN e padetektueshme (<50 IU/ml) 12 javë pas fillimi të trajtimit ose ulet për dy log.
PHVk	Përgjigje e hershme virologjike komplete	HCV ARN e padetektueshme (<50 IU/ml) 12 javë pas fillimit të trajtimit.
PHVp	Përgjigje e hershme virologjike e pjesshme	Ulje 2 log të ARN HCV po nuk ka RHVk
PPT	Përgjigje përfundimtare e trajtimit	HCV ARN e padetektueshme (<50 IU/ml) në fund të terapisë.
PQV	Përgjigje e qëndrueshme virologjike	HCV ARN e padetektueshme (<50 IU/ml) në fund të trajtimit DHE 6 muaj pas trajtimit.
	Përgjigje e pjesshme	HCV ARN ulet >2 log, po asnjëherë nuk bëhet e padetektueshme.
	Pa përgjigje	Niveli i HCV ARN nuk ulet as për 2 log edhe pas 24 javëve.

Barnat

Terapia më adekuate është kombinimi i interferonit α të pegiluar me ribavirinë, ku interferoni α i pegiluar jepet një herë në javë, ndërsa ribavirina çdo ditë (shih tab. 11.2 te Shtojca). PEG-IFN α-

2b (PEG-Intron®, Merck) jepet në bazë të peshës trupore (1.5 µg/kg një herë në javë), ndërsa PEG-IFN α-2a (PEGASYS®, Roche) jepet në dozë fikse prej 180 µg njëherë në javë (e rishqytuar te Cornberg 2002, Pedder 2003). PEGIFN α-2b mund të dozohet edhe në 1.0 µg/kg nëse pacientët bëhen negativë për HCV ARN pa ndonjë rënie të shprehur të PQV (McHutchinson 2009, Manns 2009). Që të dyja interferonet e pegiluara kanë efikasitet gati të njëjtë. Edhe pse sipas disa studimeve, pacientët e trajtuar me PEG-IFN α-2a kanë nivel pak më të lartë të PQV (Rumi 2010, Ascione 2010). Ndërkaq, një studim i bërë në shumë qendra në SHBA nuk ka detektuar ndonjë dallim të shprehur midis dy PEG-IFN kur janë dhënë bashkë me ribavirinën (McHutchinson 2007).

Tabela 4.2 – Terapitë e kombinuara te hepatiti C kronik (2011)

Bari	Dozimi
1) Interferoni i pegiluar α-2a (PEGASYS®)	180 µg 1 herë në javë
+	
Ribavirinë (Copegus®)	< 75 kg: 1000 mg (gjenotipi 1, 4)
http://goo.gl/N04Tx	≥ 75 kg: 1200 mg (gjenotipi 1, 4)
	800 mg (gjenotipi 2, 3)
2) Interferoni i pegiluar α-2b (PEG-Intron®)	1.5 µg/ kg 1 herë në javë
+	
Ribavirin (Rebetol®)	≤ 65 kg: 800 mg
http://www.spfiles.com/pipeg-intron.pdf	66-80 kg: 1000 mg
	81- 105 kg: 12000 mg
	> 105 kg: 1400 mg

* Interferonet e papegiluara janë: Interferon a-2a (Roferon®, doza: 3–4.5 milion IU, tri herë në javë); Interferon a-2b (Intron A®, doza: 3 milion IU, tri herë në javë); dhe Consensus Interferon (Infergen®, doza: 9 µg, tri herë në javë)

Ribavirina duhet dhënë në bazë të peshës trupore. Dozimi standard është treguar në tab. 4.2. Dozat e rekomanduara të ribavirinës (Copegus®) për gjenotipin 1 të HCV kur jepet e kombinuar me PEG-IFN α-2a janë 1000 mg për <75 kg dhe 1200 mg për ≥75 kg. Për pacientët me gjenotipet 2 ose 3 sugjerohet ribavirina me dozë prej 800 mg (tab. 4.2) (Hadziyannis 2004), sepse dozat më të mëdha nuk janë treguar më të dobishme. Ka të dhëna se mundësia e recidivimit mund të rritet me rritjen e peshës trupore (Jacobson 2007). Andaj, për pacientët me gjenotip 2 ose 3 të HCV preferohet të jepet ribavirina në bazë të peshës trupore (12-15 mg/kg), sidomos nëse duhet zvogëluar kohëzgjatja e trajtimit. (Schiffman 2007)

Kur jepet bashkë me PEG- IFN α-2b, doza optimale e ribavirinës (Rebetol®) duhet të jetë së paku 11 mg/kg (Manns 2001). Sipas një studimi tjetër, PEG-IFN α-2b plus ribavirina në bazë të peshës trupore është shumë më efektive sesa ribavirina në dozë fikse, sidomos te pacientët me HCV të gjenotipit 1 (Jacobson 2007). Doza ideale e ribavirinës do të ishte 15 mg/kg , ndonëse dozat e larta bartin rrezikun e zhvillimit të anemisë (Snoeck 2006).

Menaxhimi i infeksionit kronik me HCV

Dobia që sjell trajtimi duhet ta tejkalojë riskun e efekteve anësore. Pacientët të cilët rrezikohen me zhvillimin e sëmundjes së fazës përfundimtare të mëlçisë janë kandidatët më të mundshëm për të përfituar nga terapia e HCV; sidomos kjo vlen për pacientët e infektuar me gjenotipet 2 ose 3, nëse kanë nivel të ulët të viremisë dhe nuk kanë ko-morbiditet me ndonjë sëmundje tjetër. Kohëzgjatja e trajtimit duhet të jetë individuale. Përderisa ata me faktorë më të pafavaroshëm kanë nevojë për trajtim më të gjatë për të krijuar përgjigje të qëndrueshme virologjike, ata me faktorë më të favorshëm trajtohen për një periudhë më të shkurtër kohore.

Kohëzgjatja standarde e trajtimit është 24 javë për pacientët me HCV të gjenotipit 2 dhe 3, dhe 48 javë për pacientët me gjenotip 1.

Menaxhimi i gjenotipeve 2 dhe 3 të HCV

Kohëzgjatja standarde e trajtimit për pacientët e infektuar me gjenotip 2 ose 3 është 24 javë. Shkurtimi në 12 deri në 16 javë është i mundshëm te pacientët me nivel bazë të HCV ARN < 800 000 IU/ml dhe me përgjigje të shpejtë virologjike - HCV ARN bjen në <50 IU/ml pas 4 jave të trajtimit (Poutschi 2008, Dalgard 2008, Dalgard 2004, Mangia 2005) (Shtojca, tab. 11.3). Trajtimi më i shkurtër te pacientët me gjenotip 3, të cilët kanë nivel të ulët të viremisë bazë (<400-800 000 IU/ml) tregon se mundësia e përgjigjes ndaj terapisë te këta pacientë është shumë më e mirë sesa te ata me ngarkesë më të madhe virale (> 400- 800 000 IU/ml) (Shiffman 2007, Poutschi 2008).

Në përgjithësi pacientët me gjenotip 2 reagojnë më mirë sesa ata me gjenotip 3 (Zeuzem 2004a) (Shtojca, tab 11.2). Shkurtimi i kohëzgjatjes së terapisë nuk rekomandohet te pacientët me fibrozë të avancuar të mëlçisë ose cirrozë (Aghemo 2006), me diabet melit (Poustchi 2008b) ose me indeks të masës trupore >30 kg/ m^2.

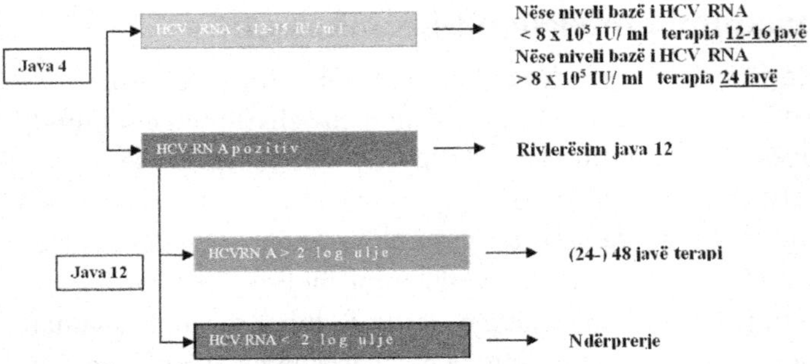

Figura 4.1 – Rekomandimet për trajtimin e gjenotipeve 2 dhe 3 të HCV. Testet sensitive ndaj HCV ARN (kufiri i detektimit 12-15 IU/ml ose 50 IU/ml) të kryera në javën 4 dhe 12 mund të përcaktojnë kohëzgjatjen e trajtimit. Shkurtimi i kohëzgjatjës së trajtimit nuk rekomandohet te pacientët me cirrozë të mëlçisë, rezistencë ndaj insulinës ose me steatozë hepatike.

Pacientët e infektuar me gjenotip 2 ose 3, por pa përgjigje të shpejtë virologjike (sidomos HCV gjenotipi 3 me ngarkesë të lartë virale), mund të trajtohen më shumë se 24 javë (48 javë); megjithëse kjo është e mbështetur vetëm në studime retrospektive (Willems 2007).

Varësisht se cilat teste janë përdorur për të përcaktuar PSHhV, diku 25-30% e pacientëve me gjenotipe të HCV 2 dhe 3 i takojnë këtij grupi vështirë të trajtueshëm të pacientëve, të cilët nuk arrijnë dot të krijojnë PShV (Shtojca, tab. 11.4).

Fig. 4.1 përmbledh pikat determinuese të trajtimit. Pacientët me HCV ARN të padetektueshëm në **javën e 4** të trajtimit vazhdohen të trajtohen deri në javën e 16 ose 24, varësisht nga niveli bazë (para fillimit të terapisë) i HCV ARN të tyre. Pacientët, të cilët ende janë pozitivë për HCV ARN në javën e 4, rivlerësohen në **javën e 12**. Nëse HCV ARN ulet për më shumë se > 2 $\log_{10}$, kohëzgjatja e trajtimit është më së paku 24 javë, në disa raste edhe më gjatë. Nëse ulja e HCV ARN është më e vogël se < 2 $\log_{10}$, trajtimi duhet ndërprerë.

Menaxhimi i gjenotipit 1 të HCV

Trajtimi i gjenotipit 1 të HCV është shumë më i vështirë se trajtimi i gjenotipeve 2 dhe 3. Kohëzgjatja e trajtimit standard për infeksionin me gjenotipin 1 është 48 javë. E njëjta vlen edhe për gjenotipet 4-6, për shkak se nuk ka të dhëna të mjaftueshme për trajtime me kohëzgjatje tjera.

Faza e parë determinuese e trajtimit është **java e 4**. Te pacientët me HCV ARN të padetektueshme në javën e 4, me ngarkesë virale bazike të ulët (HCV ARN < 600 000 IU/ml), koha e trajtimit mund të shkurtohet në 24 javë (Fig. 4.2 dhe Shtojca, tab 11.5). Te ata me ngarkesë virale bazike më të lartë trajtimi duhet vazhduar gjer në javën e 48. Pacientët me gjenotip 1 të HCV dhe me ulje të HCV ARN më pak se 2 $\log_{10}$, ose HCV ARN > 30 000 IU/ml në javën e 12, kanë më pak mundësi të krijojnë përgjigje të qëndrueshme virologjike (Davis 2003, Berg 2003), andaj trajtimi duhet ndërprerë. Po ashtu, trajtimi duhet të ndërpritet edhe te pacientët me HCV ARN të detektueshme në **javën e 24**. Te ata me nivele të padetektueshme të HCV ARN midis javës së 12 dhe 24 (përgjigje e hershme virologjike e pjesshme), trajtimi duhet vazhduar gjer në 72 javë. Kohëzgjatja deri në 72 javë përmirëson përgjigjen virologjike te pacientët me përgjigje të ngadalshme (ulje >2 $\log_{10}$, por niveli i HCV ARN > 50 IU/ml në javën e 12) (Berg 2009). Rregulla “80/80/80” e kompliancës (më shumë se 80% e IFN dhe më shumë se 80% e ribavirinës së marrur për më shumë se 80% të kohëzgjatjes së trajtimit) dhe motivimi i pacientëve janë të obligueshëm gjatë trajtimit të pacientëve me HCV.

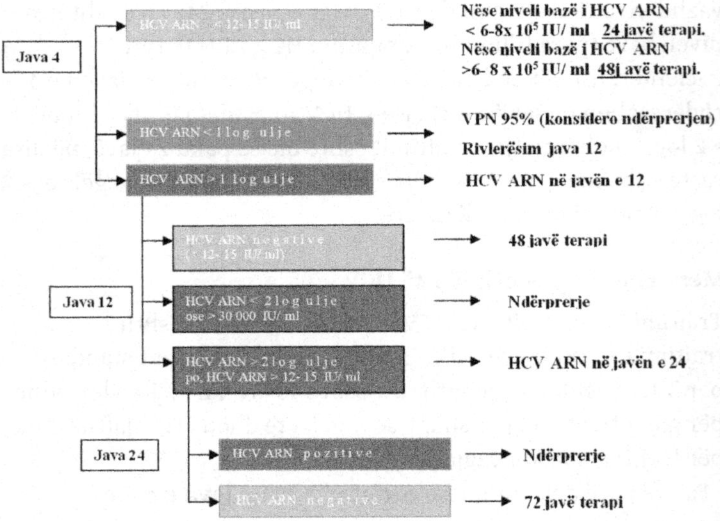

Figura 4.2 – Rekomandimi për algoritmin e trajtimit të gjenotipit 1 të HCV. Po ashtu, i rekomanduar edhe për gjenotipet 4-6. Testet sensitive ndaj HCV ARN (kufiri i detektimit 12-15 IU/ml ose 50 IU/ml) të kryera në javën 4, 12, 24 mund të përcaktojnë kohëzgjatjen e trajtimit. Shkurtimi i kohëzgjatjës së trajtimit nuk rekomandohet te pacientët me cirrozë të mëlçisë, rezistencë ndaj insulinës ose me steatozë hepatike. VPN- vlera parashikuese negative (negative predictive value).

Komplianca (adherenca)

Komplianca, marrja e barit në mënyrë dhe kohë të duhur, është një prej faktorëve më me rëndësi në suksesin e trajtimit (McHutchinson 2002). Te Hepatiti C komplianca definohet me rregullën e "80/80/80", ashtu që pacienët të cilët marrin 80% të interferonit, 80% të ribavirinës, në 80% të kohës së paraparë të trajtimit konsiderohen kompliantë. Hulumtimet e para të efektit të kompliancës kanë treguar se pacientët që kanë përmbushur rregullën 80/80/80 kanë pasur përgjigje të qëndrueshme virologjike (PQV) 63%, krahasuar me 52% të atyre me kompliancë më të ulët se 80% (McHutchinson 2002). Reduktimi i efekteve anësore të terapisë, motivimi i pacientëve të marrin barnat në mënyrë të duhur dhe për kohë të duhur ka shumë rëndësi, në veçanti te trajtimi i gjenotipit 1- vështirë të trajtueshëm.

IL-28 B

Reagimi ndaj PEG-IFN dhe rivabirinës, si dhe shërimi spontan i Hepatitit C akut është i ndërlidhur me polimorfizma të ndryshme në rajonin e gjenit të interleukinës (IL)-28 B (rishqyrtuar nga Afdhal 2011). Po ashtu, variantet gjenetike të inozin trifosfatazës (ITPA) korelojnë me mbrojtjen ndaj anemisë hemolitike-të indukuar nga ribavirina (Fellay 2010). Do të jetë me interes, se si markerët gjenetikë do të ndikojnë në të ardhmen, në mënyrat e trajtimit. IL-28B tanimë ka ndikim në disenjimin dhe interpretimin e hulumtimeve të reja klinike dhe mund të ketë ndikim edhe në aprovimin e agjentëve të rinj terapeutikë në të ardhmen.

Efektet anësore

Efektet e rënda anësore të terapisë mund ta ulin kompliancën e t'i ndryshojnë dozat e barnave. Për pasojë, përgjigja ndaj terapisë mund të jetë më pak se optimumi i pritur (Tab. 4.3).

Tabela 4.3 – Efektet më të shpeshta anësore (> 20% të pacientëve) të regjistruara në hulumtimet kryesore për PEG-IFN/ ribavirinë*

Efektet anësore	Incidenca me PEG-IFN α dhe ribavirinë (Reddy 2007, Zeuzem 2009)
Kokëdhembje	47-62 %
Temperaturë	40-46 %
Mialgjia	37-56 %
Ethe	24-48 %
Artralgji	24-34 %
Nauze	35-43 %
Humbje apetiti	21 %
Humbje peshe	29 %
Diare	22 %
Alopeci	21-36 %
Dermatitis	20-24 %
Pezmatim në vendin e injektimit	25 %
Kruarje	25- 29 %
Dispne	26 %
Plogështi	48-64 %
Pagjumësi	33-40 %
Irritabilitet	24-35 %
Depresion	22-31 %

* Është e vështirë të krahasohen efektet anësore midis hulumtimeve për shkak të dallimeve sinjifikuese gjenetike, socioekonomike, dallimeve në metodat e matjes së efekteve anësore, si dhe për shkak të kritereve të përfshirjes dhe përjashtimit në hulumtim. Parakusht ishte vlera normale e TSH para trajtimit.

Interferon alfa (IFN)

IFN në palcën kockore ul numrin e granulociteve dhe tromborciteve. Kjo ulje mund të mos jetë edhe aq e shprehur, nëse numri bazë i këtyre qelizave, para se të nisë trajtimi, është normal. Sidoqoftë, te pacientët me numër të ulët të tromborciteve në fillim dozat duhen përshtatur. Po ashtu, duhet pasur kujdes në dhënien e IFN te pacientët me cirrozë të avancuar të mëlçisë, të cilët edhe ashtu janë më të prekshëm nga infeksionet. Eltrombopag-agonist i receptorit të trombopoetinës që merret per os, është testuar te pacientët me Hepatit C kronik dhe cirrozë të mëlçisë (McHutchinson 2007). Edhe pse i paaprovuar, eltrombopagu rrit nivelin e trombociteve në 75-95% të pacientëve, varësisht nga doza, andaj mund të përdoret para terapisë antivirale.

Pos trombocitopenisë, një tjetër arsye që e modifikon dozën e IFN është neutropenia. Faktori stimulues- i kolonisë së makrofagëve e granulociteve dhe faktori stimulues- i kolonisë së granulociteve mund të përdoren për ta stabilizuar numrin e granulociteve gjatë terapisë me IFN (Shiffman 1998, Van Thiel 1997, Younossi 2008). Megjithatë, që këta agjentë të hyjnë në përdorim rutinor ende duhet hulumtuar dhe analizuar kost-efektivitetin e tyre.

Zakonisht, simptoma të ngjashme me gripin, si temperaturë, ethe, kokëdhembje, artralgji, mialgji, zhvillohen në javët e para të trajtimit me IFN, intensiteti i së cilave bie me kohë. Antipiretikët, si paracetamoli mund të përdoren për t'i parandaluar këto simptoma.

Efektet anësore neuropsikiatrike si irritabiliteti, lodhja mjaft e shprehur, apatia mund të jenë të shpeshta dhe si të tilla mund të bëhen problem si për pacientët ashtu edhe për familjet e tyre. Intensifikimi i këtyre simptomave ul kompliancën, ul dozën dhe për pasojë reagimi ndaj IFN është nën optimumin e duhur. Disa pacientë mund të zhvillojnë depresion klinik, madje janë të raportuara edhe vetëvrasjet (Manns 2006). Kujdesi psikiatrik, përdorimi i antidepresantëve, sidomos i SSRI (inhibitorët selektivë të rimarrjes së serotoninës), sa më herët që pacientët fillojnë të shfaqin shenja të depresionit klinik nën terapinë me IFN, është treguar tepër efektiv (Schaefer 2005, Krauss 2008).

Me vetitë e veta imunomodulatore, IFN mund të nxisë procese autoimune (Wesche 2001), të cilat bëhen të pakthyeshme edhe nëse ndërpritet terapia (Lisker-Melman 1992). Sëmundjet autoimune ekzistuese mund të rëndohen gjatë terapisë me IFN (p.sh. diabeti, hepatiti autoimun). Te personat pozitivë për antitrupat mikrozomalë mëlçi-veshkë LKM (liver-kidney microsomal antibody) te hepatiti autoimun tipi 2, kërkohet monitorim i kujdesshëm, nëse bëhet trajtimi me interferon.

Megjithatë, terapia me IFN duket të jetë e sigurt te shumica e pacientëve HCV/ anti-LKM-1 pozitivë (Todros 1995).

Ribavirina

Efekti kryesor anësor i ribavirinës është anemia hemolitike, që shpesh për pasojë ka reduktimin e dozës, madje edhe ndërprerjen e saj, sidomos te pacientët me HCV gjenotip 1 (Reddy 2007). Dhënia e eritropoetinës mund ta përmirësojë aneminë nga ribavirina, duke përmirësuar cilësinë e jetës si dhe duke mundësuar kompliancë më të mirë ndaj ribavirinës (Afdahl 2004). Sidoqoftë, asnjë dallim nuk është hasur në nivelin e PQV, me ose pa eritropoetinë. Në shumë vende eritropoetina përshkruhet e paaprovuar për këtë indikacion. (Shih kap.6 për më shumë mbi efektet anësore.)

Grupet e veçanta

Pacientët me nivele normale të aminotransferazave

Rreth 30 % e pacientëve me Hepatit C kronik vazhdojnë të mbajnë nivele normale të alaninë aminotransferazës (ALT), edhe pse HCV ARN detektohet në serumin e tyre. Indikacioni për trajtim nuk duhet bazuar në vlerat e ALT (Sarrazin 2010). Pacientët me vlera normale të ALT, e me fibrozë sinjifikuese të mëlçisë, natyrisht se kanë nevojë për trajtim. Kombinimi PEG-IFN α plus ribavirinë është treguar i suksesshëm (Zeuzem 2004b); nuk ka ndonjë dallim në efikasitetin dhe tolerancën e terapisë midis pacientëve me nivele normale të ALT dhe atyre me nivele të ngritura të ALT.

HCV dhe transplantimi i mëlçisë

Gati çdo pacient pas transplantimit të mëlçisë ri-infektohet me HCV. Meqenëse infeksioni me HCV zhvillohet shumë më shpejt te personat post-transplant sesa te imunokompetentët, trajtimi bëhet më se i nevojshëm. Terapia antivirale e filluar para transplantimit mund ta parandalojë riinfektimin në 2/3 e pacientëve (Forns 2003); megjithatë ky trajtim vështirë tolerohet te pacientët me cirrozë të dekompensuar (Everson 2004).

Te pacientët me Hepatit C rekurent, PEG-IFN plus ribavirina mundësojnë përgjigje fillestare virologjike deri ne 55 % (Domortier 2004). Preferohet që kohëzgjatja e trajtimit të jetë e ngjashme me atë të pacientëve pa transplant, edhe pse te pacientët me transplant dëmtimi i palcës kockore, depresioni dhe refuzimi i transplantit janë faktorë limitues (Neff 2004, Rodriguez Luna 2004). Doza e ribavirinës duhet përshtatur te pacientët me pamjaftueshmëri renale. Numri i pacientëve që braktisin trajtimin është i lartë.

Pacientët në dializë

Përpara së të transplantohet veshka HCV duhet eliminuar. Monoterapia me interferon është treguar me rezultat më të mirë te pacientët në dializë se sa te ata që nuk janë në dializë, PQV 21-64%. Të dhënat për kombinimin e terapisë me ribavirinë janë të kufizuara, meqë ribavirina është e kontraindikuar te pacientët me pamjaftueshmëri renale. Ribavirina mund të jepet në doza të vogla ditore te pacientët në dializë, zakonisht 200-400 mg në ditë (Bruchfeld 2001). PEG-IFN α-2a kryesisht eliminohet nga mëlçia, ndërsa PEG-IFN α- 2b eliminohet nga veshka (Cornberg 2002), për këtë arsye vetëm PEG-IFN α-2a është e aprovuar te pacientët me probleme renale.

Ritrajtimi

Trajtimi i pacientëve te të cilët terapia e parë antivirale ka dështuar

Terapia ka dështuar nëse: 1) HCV ARN nuk është eliminuar (s'ka pasur përgjigje); 2) viremi rekurente pas arritjes së niveleve negative të HCV ARN gjatë marrjes së terapisë (rikthim); 3) viremi rekurente pas arritjes së niveleve negative të HCV ARN pas përfundimit të terapisë (relaps). Sa më shumë pacientë që po trajtohen, aq më shumë po rritet numri i pacientëve të cilët po dështojnë të krijojnë PQV. Për pasojë, ritrajtimi është një ndër pikat më të rëndësishme në menaxhimin e Hepatit kronik C.

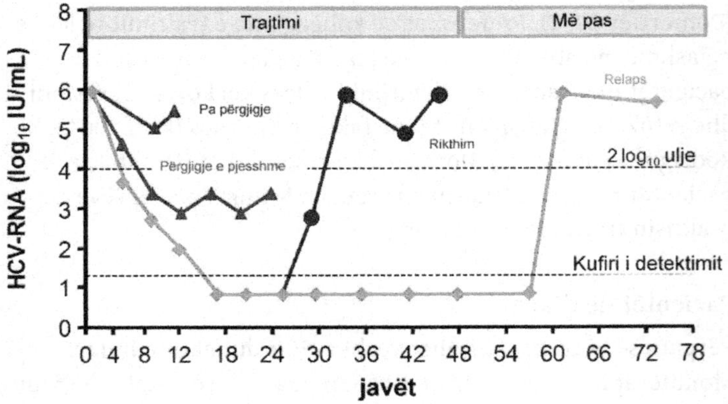

Figura 4.3 – Dështimi i terapisë antivirale te Hepatiti C kronik. Rastet e ndryshme.

Në hulumtimet e fundit klinike, mospërgjigja definohet si pamundësi e uljes së HCV ARN ≥ 2 log deri në javën e 12. Kjo mospërgjigje klasifikohet në fakt si zeropërgjigje, ulja e HCV ARN është më pak se 2 log, kurdo që të matet; përgjigje e pjesshme, ulja e HCV ARN është ≥ 2 log gjatë terapisë, por nuk arrihet eliminim i HCV ARN edhe pas javës së 24.

Ritrajtimi i pacientëve me relaps pas terapisë standarde

Pacientët me relaps pas terapisë me IFN ose PEG-IFN në kombinim me ribavirinë, të cilët konsiderohen për ritrajtim duhet të trajtohen me PEG-IFN/ ribavirinë edhe për më së paku 48 javë, pavarësisht nga gjenotipi. Komplianca duhet të jetë strikte për të pasur sukses në trajtim. PVQ arrihet te 32-50 % të pacientëve (Shtojca, tab. 11.7). Pacientët me HCV gjenotip 1 dhe fibrozë kanë më pak mundësi për përgjigje të qëndrueshme virologjike (Poynard 2009, Jacobson 2005). Pacientët, të cilët nuk mund të shndërrohen në HCV ARN negativë deri në javën e 12 kanë 5 % shans për të krijuar PQV.

Ritrajtimi i pacientëve me mospërgjigje ndaj terapisë standarde

Pacientët të cilët nuk reagojnë në terapinë standarde PEG-IFN/ ribavirinë, me ritrajtim të sërishëm me PEG-IFN/ ribavirinë, arrijnë të krijojnë 2-12% PQV (Shtojca, tab. 11.8) (Poynard 2009, Jacobson 2005, Shiffman 2004, Schiff 2008, Marcellin 2008). Për këtë arsye edhe indikacioni për ritrajtim është i kufizuar. Ritrajtimi është i arsyeshëm vetëm nëse moskomplianca është identifikuar si problem kryesor. Pacientët me përgjigje të pjesshme virologjike mund të përfitojnë nga ritrajtimi. Nëse pacienti nuk ka reaguar ndaj terapisë së parë me IFN ose PEG-IFN të kombinuar me ribavirinë, dhe nëse në javën e 12 të ritrajtimit ende ka HCV ARN të detektueshme, ritrajtimi duhet ndërprerë; nëse HCV ARN nuk detektohet atëherë trajtimi duhet vazhduar, mund të ketë gjasa për përgjigje të qëndrueshme virologjike. Trajtimi për 72 javë duhet marrë në konsiderim; studimi REPEAT (REtreatment with PEgasy in pATients nonresponfing- ritrajtimi me Pegasys te pacientët pa përgjigje ndaj IFN për herë të parë) mbështet trajtimin 72-javësh sepse sipas këtij studimi mundësohet përgjigje virologjike më e mirë sesa te trajtimi 48 - javësh. Megjithatë, kjo kohëzgjatje e trajtimit nuk rezulton në ndonjë dallim sinjifikues (Marcelin 2008), gjë që e konfirmojnë edhe studimet e mëhershme (Cornberg 2006). (Shtojca, tab. 11.8)

Doza e mbajtjes së PEG-IFN

Dy studime kryesore COPILOT dhe HALT-C kanë analizuar nëse dozat e mbajtjes së PEG-IFN mund ta ndryshojnë rrjedhën e cirrozës te Hepatiti C kronik.

Studimi COPILOT [*Long-term Colchicine versus PEG-INTRON in non-responders*, trajtimi afatgjatë me Colchicine vs. PEG-IFN te joreaguesit] nuk ka hasur në ndonjë dallim të shprehur midis efektit të colchicinës dhe PEG-IFN si doza të ulta mbajtëse, megjithatë terapia mbajtëse mund të ketë rol mbrojtës te pacientët me hipertension portal. Te studimi i dytë, HALT-C [*Hepatitis C Antiviral Long-term Treatment against Cirrhosis-* trajtimi antiviral afatgjatë i Hepatitit C kundër cirrozës], pacientët nën terapinë aftagjate me PEG-IFN kanë pasur ulje të viremisë, ulje të nivelit të aminotransferazave, ngadalësim të nekrozës, edhe pse kjo terapi nuk ka qenë e mjaftueshme ta parandalojë vdekjen, dekompensimin, karcinomën hepatocelulare, cirrozën (Di Bisceglie 2008). Trajtimi afatgjatë me doza të ulta të PEG-IFN nuk mund të rekomandohet për pacientët, të cilët nuk kanë reaguar ndaj terapisë standarde të HCV.

Trajtimi i Hepatitit C akut

Terapia për Hepatitin C akut ka për qëllim parandalimin e zhvillimit të infeksionit perzistent të HCV, që fatkeqesisht zhvillohet në 50-90% të pacientëve. Manifestimi klinik i Hepatitit C akut i ndan pacientët në dy grupe: asimptomatikë dhe simptomatikë. Trajtimi i secilit grup ka specifikat e veta.

Pacientët asimptomatikë janë më se të rrezikuar për të kaluar në status kronik; këta kanë nevojë për trajtim të menjëhershëm, po një gjë e tillë nuk arrihet te një pjesë e madhe e tyre, pikërisht për shkak të mungesës së simptomave.

Pacientët simptomatikë kanë shumë gjasa ta eliminojnë spontanisht infeksionin (Gerlach 2003), zakonisht në 12 javët e para, pas shfaqjes së simptomave. Për ta shmangur trajtimin e panevojshëm duhet pritur nëse HCV eliminohet spontanisht. Nëse edhe pas javës së 12, pas fillimit të simptomave, pacientët vazhdojnë të jenë HCV ARN pozitivë, atëherë fillohet me terapi. Kjo mënyrë e trajtimit ka rezultuar me përgjigje të qëndrueshme virologjike në 91% të pacientëve (Gerlach 2003).

Terapia e preferuar te Hepatiti akut C është monoterapia për 24 javë me interferon- α rekombinant ose me peginterferon α (PEG-IFN α). Kjo monoterapi parandalon zhvillimin e Hepatitit kronik C në gati 90% të pacientëve me kompliancë të mirë (Jaeckel 2001, Wiegand 2006; shih Shtojca, tab. 11.1);

koadministrimi me ribavirinë është i panevojshëm. Aprovimi i përdorimit të inhibitorëve të proteazës dhe polimerazës, do të ofrojë mundësi të reja terapeutike. Këto ba ARN antivirale tejet efektive kanë më pak efekte anësore dhe mund të shkurtojnë kohëzgjatjen e trajtimit për të gjithë pacientët me Hepatit akut C.

Perspektiva

Trajtimi i Hepatitit C kronik është një prej sukseseve të mjekësisë moderne. Në hulumtimet e para me interferon dhënia e interferon α tri herë në javë rezultoi me përgjigje të qëndrueshme virologjike vetëm në disa pacientë (Davis 1989, di Bisceglie 1989). Në vitin 2011 ky trajtim u tregua i suksesshëm deri në 89% te disa grupe të pacientëve. Megjithëatë, ende mbesin shumë çështje të tjera sfiduese për t'u zgjidhur: trajtimi është i kushtueshëm; në vendet me prevalencë të lartë për Hepatit C rrallë është në dispozicion; zgjat më së paku 6-12 muaj dhe jo gjithmonë i tolerueshëm.

Megjithatë, perspektiva e trajtimit është shpresëdhënëse. Njohja e strukturës molekulare të proteinave të HCV ka mundësuar disenjimin e barnave të reja që konkurrojnë për qendrat aktive të enzimeve të HCV me rëndësi në replikim. HCV proteaza dhe HCV polimeraza për momentin janë pikësynimet kryesore (shih kapitullin në vijim për detajet). Afati i miratimit të inhibitorëve të parë të proteazës telapreviri dhe boceprevir i është 2011. Edhe pse terapia PEG-IFN plus ribavirinë do të mbetet shtylla e terapisë standarde, të paktën edhe për disa vite, agjentët e rinj do të kenë potencial për ta transformuar krejtësisht trajtimin e Hepatitit C kronik. Madje, zbulime të reja mund të mos jenë edhe aq larg!

5. Agjentët e rinj për trajtimin e Hepatitit C

Christian Lange dhe Christoph Sarrazin

Që prej monoterapisë me interferon (IFN) alfa e deri te terapia standarde PEG-IFN plus ribavirinë, mundësia për të krijuar përgjigje të qëndrueshme virologjike (PQV), e definuar si HCV ARN e padektueshme 24 javë pas përfundimit të trajtimit, është përmirësuar dukshëm (Zeuzem 2009). Megjithatë, terapia standarde ende mbetet me shumë mangësi: më shumë se gjysma e pacientëve me infeksion kronik me gjenotipet 1 ose 4 nuk arrijnë të kenë PQV, për kundër 70-90% të pacientëve me gjenotipe 2 ose 3 në të cilët mundësohet një gjë e tillë; trajtimi është i gjatë (deri në 72 javë); efektet anësore çojnë në ndërprerjen e terapisë deri në 20% të pacientëve; interferon ά është i kontraindikuar në një numër të konsiderueshëm të pacientëve për shkak të sëmundjeve shoqëruese si dhe rrethanave të tjera (Zeuzem 2009)

Njohuritë të cilat sa vijnë e shtohen për ciklin jetësor dhe karakteristikat e proteinave të HCV, hapën rrugën e zhvillimit të agjentëve të rinj antiviralë me veprim direkt (AAD), të njohur më parë si "terapia antivirale e Hepatitit C me veprim specifik" (Kim 1996, Lindenbach 2005, Lohmann 1999, Moradpour 2007, Wakita 2005).

Në parim, cak për agjentët antiviralë me veprim direkt mund të jenë secila nga 4 proteinat strukturale, 6 nga ato jo-strukturalet të HCV, strukturat HCV-specifike të ARNsë si IRES dhe faktorët e individit nga të cilat HCV varet. AAD në përpunim e sipër për përdorim klinik janë të prezentuar në fig. 5.1.

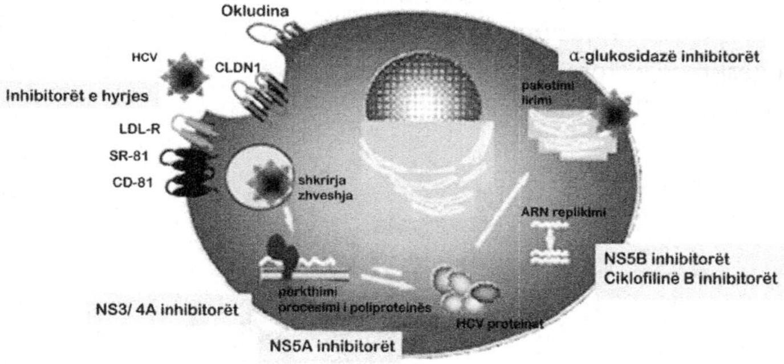

Figura 5.1 – Cikli jetësor i HCV dhe caqet e veprimit të agjentëve antiviralë me veprim direkt (AAD).

Agjentët me ndikim në procesimin e poliproiteinës së HCV

Inhibitorët e NS3-4A proteazës

Kompleksi i NS3-4A përbëhet nga proteina NS3 dhe kofaktori polipeptid NS4A, të lidhur me lidhje jokovalente mes vete. NS3, me peshë 70 kD, ka shumë funksione. 1/3 e vargut të vet polipeptidik (aa -1-180) kah N-terminali e përbën serinë-proteaza, ndërsa 2/3 e vargut, kah C-terminali, (aa- 181-631) e përbën ARN helikaza/NTPaza (Fig. 5.2). Kompleksi i vetëm serinë-proteazës përbëhet nga dy cilindra β dhe katër helikse ά. Triada katalitike e kësaj enzime-histidina 57, asparagina 81 dhe serina 139- ndodhet në hullinë midis dy cilindave β (Kim 1996,

Kim 1998). Proteaza NS3-4A këput këto lidhje: NS3/ NS4A, NS4A/NS4B, NS4B/ NS5A dhe NS5A/ NS5B. Përveç rolit thelbësor në procesimin e proteinave, NS3 integrohet në kompleksin HCV ARN për të ndihmuar shpalosjen e ARN viralefunksioni i helikazës. Madje, NS3 mund të ketë rol edhe në inibimin e mekanizmave të sistemit imun jospecifik përmes bllokimit të receptorit RIG-1 dhe Toll-like-receptor -(TRIF dhe Cardiff), duke penguar rrugët e aktvizimit të interferonit dhe pamundësuar eliminimin e HCV. Andaj, inhibimi i NS3 heq pengesën në sistemin imun jospecifik, duke e bërë më të mundshëm eliminimin e HCV.

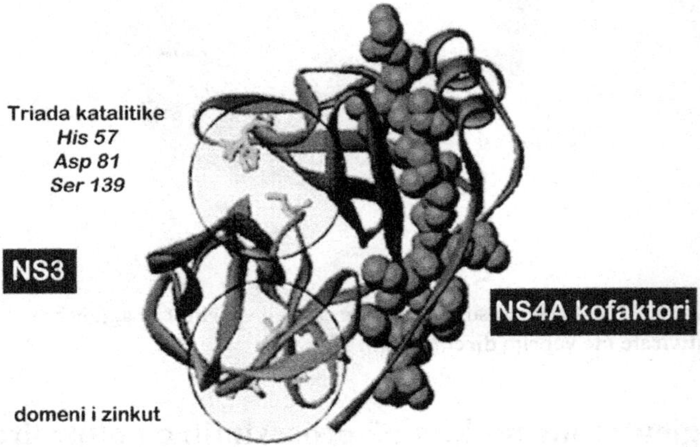

Figura 5.2 – Stuktura molekulare e HCV NS3/ NS4A proteazës

Lokalizimi i qendrës aktive të NS3-4A në hulli të cekët e vështirëson disenjimin e inhibitorëve efektivë. Sidoqoftë, shumë inhibitorë të proteazës NS3-4A janë në zhvillim e sipër dhe ndahen në dy klasa: inhibitorë makrociklikë dhe në derivate tetrapeptidike lineare të α-ketoamideve. Në përgjithësi, inhibitorët e NS3-4A proteazës janë treguar tepër të mirë në frenimin e replikimit të HCV kur përdoren të vetëm, megjithatë ata nuk mund të parandalojnë përzgjedhjen e shtameve rezistente të HCV dhe për pasojë përkeqësimi i infeksionit është i pashmangshëm. Dhënia e njëkohshme e interferonit të pegiluar dhe ribavirinës është treguar që e pakëson frekuencën e zhvillimit të rezistencës. Pritet që aprovimi i inhibitorëve më të avancuar të NS3-4A, telaprevir dhe boceprevir, të bëhet në dhjetor 2011.

Telaprevir (VX-950)

Telapreviri është derivat i α-ketoamideve, vepron si substrat për proteazën NS3-4A, duke e frenuar veprimin e saj. Lidhja e telaprevirit me enzimën është lidhje kovalente reversibile; gjysmëkoha e zbërthimit të kompleksit enzimë-inhibitor është 58 minuta (Lin 2006) (fig. 5.3).

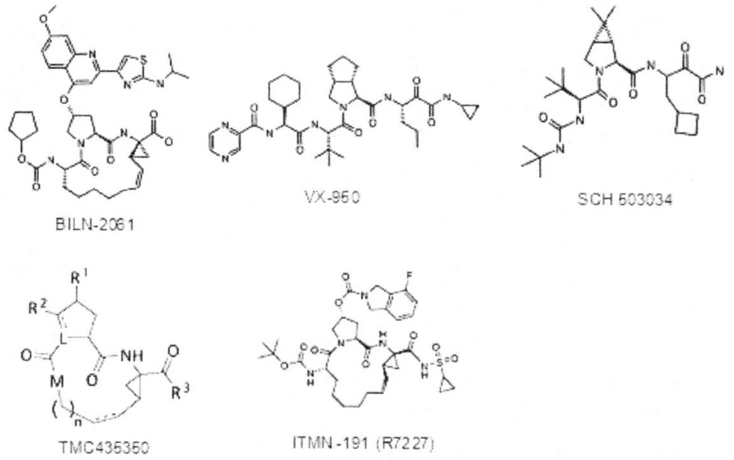

Figura 5.3 – Struktura molekulare e disa prej NS3-4A inhibitorëve

Studimet e fazës I dhe II. Në hulumtimin e parë të fazës I janë vlerësuar aktiviteti antiviral, siguria, doza optimale dhe farmakokinetika e monoterapisë me telaprevir te pacientët me gjenotip 1 të HCV. Telapreviri vetëm për 14 ditë arriti të ulë dukshëm nivelet e HCV ARN në serum (Reesink 2006). Rezultatet më të mira u arritën me 750 mg telaprevir në 8 h, ulja mesatare e HCV ARN ishte 4.4 log10 pas vetëm 14 ditë trajtimi. Ky dozim u bë dozimi bazë i telaprevirit gati në të gjitha hulumtimet klinike që pasuan. Te të gjithë pacientët e trajtuar vetëm me telaprevir, madje te disa edhe gjatë trajtimit, u has në shtame rezistente të HCV që kishin gjetur mënyrën për ta tejkaluar frenimin e NS3-4A proteazës (Sarrazin 2007a). Studimet e fazës I po ashtu treguan se po qe se terapisë me telaprevir i shtohet interferoni α i pegiluar me ose pa ribavirinë, rënia e HCV ARN është edhe më e theksuar, duke e ulur kështu frekuencën e zhvillimit të formave rezistente të HCV (Forestier 2007, Lawits 2008).

Hulumtimet më të mëdha të fazës II treguan se telapreviri mundet që në mënyrë sinjifikuese ta shtoj shkallën e PQV te pacientët me HCV-gjenotip 1, të patrajtuar më parë (Prova 1 dhe 2) dhe të trajtuar më parë (Prova 3) kur jepet bashkë me interferonin α të pegiluar dhe ribavirinën.

Në provën 1 dhe 2 telaprevir plus PEG-IFN-α me ose pa ribavirinë janë dhënë për 12 javë dhe PEG-IFN α-2a dhe ribavirinë për 0-36 javë (Hezode 2009, McHutchinson 2009). PQV e trajtimit me telaprevir ka qenë 35-69% krahasuar me PQV 41-46% të terapisë standarde. Andaj, terapia totale 24-48 javë, duke përfshirë edhe 12 javët e trajtimit me treshen terapeutike me telaprevir, e përmirëson dukshëm PQV te pacientët me HCV gjenotip 1, të patrajtuar më parë, krahasuar me terapinë standarde. Megjithatë, relapsi deri në 30%, pas 12 javëve të terapisë, tregon se koha e shkurtër e trajtimit është e pamjaftueshme te pacientët me gjenotip 1 të HCV. Meqë sipas të dhënave preliminare disa faktorë të përgjigjes virologjike ndaj terapisë standarde si kinetika virale gjatë trajtimit të hershëm ose polimorfizmi gjenetik afër gjenit IL28B mund të ndihmojnë në parashikimin e terapisë me telaprevir, atëherë studimet e ardhshme mund të definojnë parametrat me anë të të cilave mund të zgjidhen pacientët që kualifikohen për trajtime me kohëzgjatje më të shkurtër (Akuta 2010). Në provën 2 është përfshirë edhe një grup i pacientëve me terapi pa ribavirinë. PQV 60% pas 12 jave me telaprevir, PEG-IFN α-2a dhe ribavirinë, ndërsa 36% pa ribavirinë, e vë në pah rëndësinë e ribavirinës në terapinë e bazuar në telaprevir.

Hulumtimet e provës 3 treguan se treshja terapeutike bazuar në telaprevir përmirëson dukshëm PQV (69-76 %) te pacientët me relaps të infeksionit me HCV gjenotip 1 dhe te ata pa pergjigje (38-39%), krahasuar me ritrajtimin me terapi standarde (14%) (McHutchinson 2010). Ashtu sikur në provat 1 dhe 2, relapsi i infeksionit u vërejt më shumë te pacientët me gjenotip 1a sesa te pacientët me gjenotip 1b. Rezultatet e provës 3 treguan se agjentët antiviralë të Hepatitit C me veprim specifik kanë potencial enorm në stimulimin e përgjigjes kundër HCV te pacientët që nuk kanë reaguar ndaj trajtimit standard, ose që kanë pasur relaps të infeksionit edhe pasi janë trajtuar.

Telapreviri dhe gjenotipet e ndryshme të HCV. Telapreviri qoftë i vetëm apo në kombinim me PEG-IFN dhe ribavirinë është treguar më pak efektiv në pacientët e infektuar me gjenotipet e tjera, të patrajtuar më parë. Te pacientët me gjenotip 2 të HCV krahasuar me ata me gjenotip 1, monoterapia me telaprevir nuk ka mundësuar rënie të shprehur të nivelit viral, me përmbi 14 ditë terapi është shënuar rënie me vlerë 3.9 log10 IU/ml; madje telapreviri as te pacientët me gjenotipe 3 dhe 4 nuk ka shënuar aktivitet të theksuar antiviral (ulje 0.5-0.9 log10) (Benhamou 2010, Foster 2010).

Studimet e fazës III të telaprevirit. Faza e tretë e studimit të telaprevirit ndahet në tri hulumtime: *Advance*, *Illuminate* dhe *Realize* (avancimit, sqarimit, analizimit).

Hulumtimi *Advance* vlerësoi terapinë 24 dhe 48- javëshe me telaprevir te 1 000 pacientë me HCV gjenotip 1 të patrajtuar më parë (Jacobson 2010). Telapreviri, me dozë 750 mg çdo 8 h, u dha për 8 -12 javë në kombinim me PEG-IFN α-2a dhe ribavirinë, më pas për pjesën e mbetur të trajtimit deri në javën e 24 apo 48 u dha vetëm PEG-IFN α-2a dhe ribavirinë. Periudha e trajtimit u përcaktua në bazë të përgjigjes së fituar. Trajtimi i pacientëve me përgjigje virologike të shpejtë të vazhduar (PSHVv, HCV ARN e padektuar në javën e 4 dhe 12 të trajtimit) zgjati 24 javë, ndërsa trajtimi i atyre pa PVShv zgjati 48 javë. Përgjigjes virologjike të shpejtë iu shtua epiteti 'i vazhduar' në mënyrë që të mundësohej identifikimi i pacientëve me relaps të HCV, rezistent në telaprevir, edhe pas përgjigjes virologjike të shpejtë (HCV ARN e padetektueshme në javën e 4 të trajtimit). Me PQV në hulumtimin *Advance* ishin: 69% dhe 75% te pacientët e trajtuar me treshen terapeutike (telaprevir+PEG IFN+ribavirinë) për 8 dhe 12 javët e para, të përcjellë më pas më terapi standarde deri në javën 24 ose 48 të trajtimit, krahasuar me PQV 44% të trajtimi standard (PEG-IFN + ribavirinë) (Fig. 5.4a).

Te hulumtimi *Illuminate* telapreviri u dha për 12 javët e para në kombinim me PEG-IFN- α-2a dhe ribavirinë, më pas deri në javën e 24 apo 48 të trajtimit u dha vetëm PEG-IFN- α-2a dhe ribavirinë, pavarësisht nëse u arrit PVShv apo jo (Sherman 2010).

Me rëndësi nga ky hulumtim është se trajtimi total për 48 javë nuk ka epërsi ndaj trajtimit 24 javë te pacientët me PSHVv (88 dhe 92%, respektivisht).

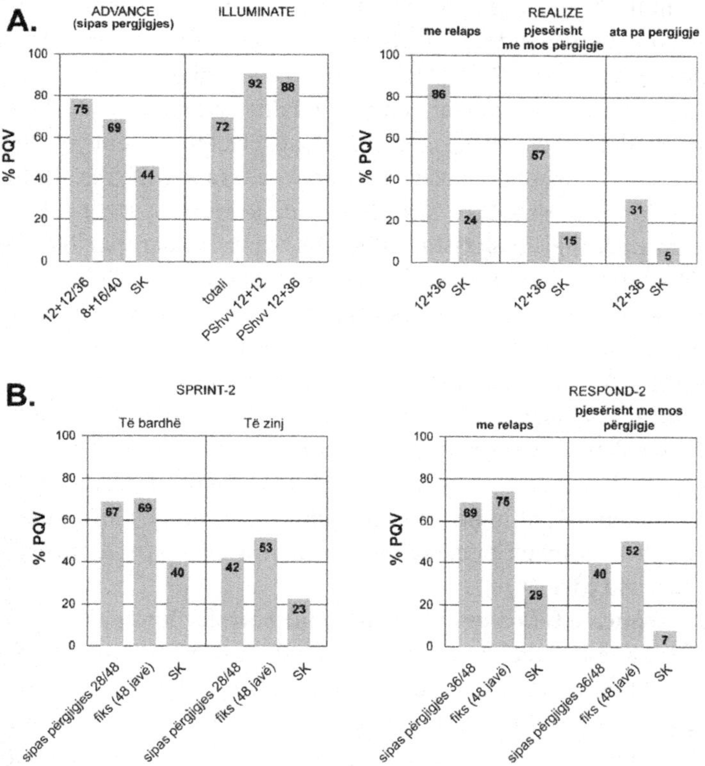

Figura 5.4 – Nivelet e PQV në hulumtimet e fazës III për vlerësimin e (A) telaprevir, (B) boceprevir në kombimin me PEG-IFN α dhe ribavirinë. Në hulumtimet Advance, Illuminate, Sprint-2 janë përfshirë pacientët e patrajtuar më parë; në hulumtimet Realize dhe Respond-2 janë përfshirë pacientët e trajtuar më parë. Telapreviri u dha për 8 ose 12 javët e para në kombinim me PEG-IFN α-2a dhe ribavirinë, më pas për 12-40 javët vijuese u dha vetëm PEG-IFN α-2a dhe ribavirinë. Bocepreviri u dha gjatë gjithë periudhës së trajtimit, 28 ose 48 javë, në kombinim me PEG-IFN α-2b dhe ribavirinë, përveç në 4 javët e para të terapisë inicuese me PEG-IFN dhe ribavirinë. PShVv- përgjigje e shpejtë virologjike e vazhduar; SK -standardi i kujdesit; LI, lead-in, inicimi, terapia fillestare (4 javë vetëm PEG-INF plus ribavirinë).

Në hulumtimin *Realize* të fazës III u përfshinë më shumë se 650 pacientë, te të cilët trajtimi standard kishte dështuar (Fig. 5.4a) (Vertex Pharmaceuticals 2010). PEG-IFN-α-2a dhe ribavirina u dhanë për 48 javë, ndërsa telapreviri u dha vetëm në 12 javët e para në dozë prej 750 mg çdo 8 h. Në një grup të pacientëve, telapreviri u dha pas 4 javëve të fillimit të terapisë me PEG-IFN-α-2a dhe ribavirinë. PQV ishte 86% te ata me relaps, 57% te ata me mospërgjigje të pjesshme dhe 31% te ata me zeropëgjigje, të cilët ishin trajtuar më parë, krahasuar me PQV 24%, 15% dhe 5% pas ritrajtimit standard. Përfshirja e telaprevirirt më vonë në trajtim nuk përmirësoi PQV, po kjo mënyrë e trajtimit mund t'i identifikojë pacientët me gjasa të ulëta të shërimit, edhe pas dhënies së treshes terapeutike. Kthimi i formave rezistente të HCV u shkaktua deri në 25% të të gjithë pacientëve të trajtuar më parë, krahasuar me relapsin 1-5 % te pacientët e patrajtur më parë. Sidoqoftë, hulumtimi *Realize* konfirmoi potencialin e lartë të treshes terapeutike me telaprevir në trajtimin e pacientëve të trajuar më parë.

Toleranca e telaprevirit. Në hulumtimet e fazës së parë efektet anësore serioze çuan në përfundimin e parakohshëm të trajtimit në 18% të pacientëve me telaprevir krahasuar me 4 % të pacientëve me terapi standarde (Hezode 2009, McHutchinson 2009). Efektet anësore kryesore të telaprevirit janë ndërrimet në lëkurë, çrregullimet gastro-intestinale dhe anemia.

Niveli 5-8% i ndëprerjes së terapisë në hulumtimet e fazës III e bën të qartë se përmirësimi i mëtejshëm i efekteve anësore mund ta shmangë edhe më tej ndërprerjen e terapisë, megjithatë terapia treshe vazhdon të jetë ngarkesë në tolerancën dhe kompliancën e pacientëve.

Bocepreviri (SCH 503034)

Bocepreviri është një tjetër peptidomimetik oral nga grupi i α-ketoamideve, inhibon HCV proteazën duke formuar lidhje kovelente reversibile me NS3 proteinën (Malcolm 2006) (Fig. 5.3)

Studimet e fazës I dhe II të boceprevirit. Aktiviteti antiviral i boceprevirit (100 deri në 400 mg në ditë) është pak më i dobët se sa i telaprevirit, ulja maksimale e HCV ARN gjatë monoterapisë me boceprevir-deri në 2.06 log10 (Sarrazin 2007b), po ashtu në një numër të konsiderueshëm të pacientëve u rishfaq infeksioni me shtame rezistente të HCV (Susser 2009). Në fazën pasuese Ib të hulumtimit u vlerësua kombinimi i boceprevirit me PEG-IFN α-2b te pacientët me gjenotip 1, të cilët nuk kishin reaguar në terapi standarde. Vlerësimi rezultoi me ulje më të madhe të HCV ARN dhe me më pak zhvillim të shtameve rezistente (Sarrazin 2007b).

Studimi *SPRINT 1* i fazës II (Serine Proteaze Inhibitor Therapy-1) hulumtoi në doza më të mëdha (800 mg, 3 x në ditë) nga ato të fazës I, sigurinë, tolerancën dhe efikasitetin e boceprevirit në kombinim me PEG-IFN α-2b dhe ribavirinë te pacientët me gjenotip 1, të patrajtuar më parë (Kwo 2010). Trajtimi me boceprevir në kombinim me PEG-IFN α -2b dhe ribavirinë ishte i pandërprerë për 28-48 javë dhe i ndërprerë, ku në 4 javët e para u dha vetëm PEG-IFN α-2b dhe ribavirinë, më pas për 24-44 javë të tjera u shtua edhe boceprevirì. Kjo mënyrë e trajtimit, ku boceprevirì jepet pas 4 javëve u zgjodh për të parë nëse paratrajtimi me PEG-IFN α-2b dhe ribavirinë ka dobi në efikasitetin antiviral dhe në shmangien e zhvillimit të rezistencës. PQV pas trajtimit të pandërprerë ishte 54% dhe 67%, ndërsa te trajtimi me ndërprerje 56% dhe 75% në tretmanet 28 dhe 48 javëshe. Efektet anësore më të shpeshta të boceprevirit janë anemia, nauzea, vjellja dhe çrregullimet e shijes. Në përgjithësi, *SPRINT-1* zbuloi efikasitet më të lartë antiviral të boceprevirit (PQV 38%) krahas terapisë standarde, me rezultate pak më të mira te pacientët me terapinë e ndëprerë të boceprevirit, sidomos te ajo me kohëzgjatje 48 javë. Megjithatë, treshja tereapeutike me boceprevir duket se është më pak potente (RShV 38%), sesa treshja me telaprevir (~70 %).

Studimet e fazës III të boceprevirit. Hulumtimi *SPRINT-2* i fazës III analizoi boceprevirin në mbi 1000 pacientë të patrajtuar më parë (Fig. 5.4b). Njësoj sikur te hulumtimi *SPRINT 1* pacientët morën 800 mg boceprevir tri herë në ditë në kombinim me PEG-IFN α-2b dhe sipas peshës trupore ribavirinë për 24 ose 44 javë, pasi që në 4 javët e para kishin marrë PEG-IFN α-2b dhe ribavirinë (Poordad 2010).

Pacientët të cilët u zgjodhën rastësisht për të marrë treshen terapeutike për 24 javë, morën edhe 24 javë terapi shtesë, PEG-IFN α-2b plus ribavirinë, nëse rezultuan pozitivë për HCV ARN midis javës 8 dhe 24 të terapisë fillestare.

PQV te të bardhët ishte 67% dhe 68% krahasuar me 40% në grupin e kontrollit, ndërsa pak me ulët te zezakët (53%, 42%, 23% respektivisht). Te pacientët me PShVv (47%), nuk është vërejtur ndonjë dallim i madh në PQV midis trajtimit 24 javësh (97%) dhe atij 48 javësh (96%).

Hulumtimi *RESPOND-2* analizoi boceprevirin në kombinim me PEG-IFN α-2b dhe ribavirinë për 36 dhe 48 javë tek pacientët me relaps dhe me mospërgjigje të pjesshme ndaj trajtimit standard (Fig. 5.4b) (Bacon 2010a). Në të gjithë pacientët e përfshirë në hulumtim u fillua me PEG-IFN α-2b dhe ribavirinë në 4 javët e para. Kohëzgjatja e trajtimit u shkurtua në 36 javë për pacientët të cilit ishin HCV ARN negativ në javën e 8 të trajtimit (46% e pacientëve). Pergjigje e qëndrueshme virologjike te pacientët me relaps ishte në 69-75%, ndërsa te ata me mospërgjigje të pjesshme ishte 40-52%, po ky reagim pas ritrajtimit standard ishte 29% për të parët dhe 7% për këta të fundit. Meqë nivelet e PQV të pacientët me HCV ARN negative në javën e 8 të trajtuar për 36 dhe 48 nuk dallojnë, të paktën jo me statistikë (86 % dhe 88%), shihet e arsyeshme që trajtimi me broceprevir edhe te pacientët me relaps dhe te mosreaguesit parcialë të bazohet në reagimin virologjik.

Toleranca ndaj boceprevirit. Efektet anësore më të shpeshta të boceprevirit janë anemia dhe çrregullimet e shijes. Te *SPRINT - 1*, anemia korelonte me nivelin e rritur të PQV (Kwo 2010), edhe pse α epoetina u përdor në 40% të pacientëve të trajtuar me boceprevir.

Ciluprevir (BILN 2061)

Inhibitori i parë i testuar i NS3-4A është ciluprevirí (BILN 2061), peptidomimetik oral, me strukturë makrociklike që lidhet me lidhje jo-kovalente me qendrën aktive të enzimës (Lamarre 2003) (Fig. 5.3). Monoterapia me ciluprevir është hulumtuar me anë të studimeve dyfish të verbëra (për të shmangur efektin placebo) te pacientët me gjenotip 1 të patrajtuar më parë, me fibrozë të mëlçisë dhe cirrozë të kompensuar (Hinrichsen 2004). Ciluprevirí u dha 2 herë në ditë në doza të ndryshme për dy ditë dhe çoi në rënie mesatare prej 2-3 log_{10} të HCV ARN në serum në shumicën e pacientëve. Toleranca dhe efikasiteti i ciluprevirit në pacientët me gjenotip 2 dhe 3, po ashtu u analizua në të njëjtën mënyrë. Aktiviteti i ciluprevirit te këta pacientë ishte më pak i shprehur dhe më i ndryshueshëm (Reiser 2005).

Anipse zhvillimi i ciluprevirirt u ndal, për shkak të efekteve serioze kardiotoksike te kafshët e eksperimentuara, mekanizmi i veprimit të tij vërtetoi në parim terapinë e sukseshme të Hepatitit C kronik-ndalimin e replikimit të virusit duke inhibuar enzimën NS3-4A.

Inhibitorët tjerë të NS3-4A proteazës

Inhibitorët e tjerë të NS3-4A proteazës janë ende në fazën 1 dhe 2 të zhvillimit (danoprevir (R7227/ITMN191), vaniprevir (MK7009), BI201335, TMC435, narlaprevir (SCH900518), BMS650032, PHX1766, ACH-1625, IDX320, ABT-450, MK-5172, GS-9256, GS-9451). Aktivitete të krahasueshme me telaprevirin dhe boceprevirin te pacientët me HCV gjenotip 1 janë vërejtur, po ashtu hulumtimet për treshen terapeutike janë nisur për një numër të këtyre antiviralëve (Brainard 2010, Reesink 2010, Sarrazin 2010). Përparësitë e mundshme të inhibitorëve të gjeneratës së dytë dhe të tretë mund të jenë toleranca e përmirësuar, përfshirja e më shumë gjenotipeve, profile të ndryshme të rezistencës, veti më të mira farmokinetike, mundësimi i dozimit një herë në ditë (p.sh. TMC435). Janë vërejtur dallime në profilet e rezistencës te inhibitorët tetrapeptidikë linearë dhe ata makrociklikë që lidhen për qendrën aktive të proteazës NS3. Megjithatë, mutacionet në pozitën R155 të NS3 shërbejnë si mekanizëm i përbashkët i rezistencës gati ndaj të gjithë inhibitorëve të proteazës që për momentin janë në faza të avancuara të zhvillimit klinik (Sarrazin 2010). Vetëm MK-5172 arrin të ketë aktivitet antiviral ndaj shtameve rezistente të HCV me pozitë R155 të ndryshuar. MK-5172 është efikas edhe për HCV gjenotipet 1 dhe 3 (Brainard 2010).

Rezistenca ndaj inhibitorëve të NS3-4A proteazës

Për shkak të sasisë së madhe të replikimit të HCV si dhe për shkak të ndryshueshmërisë së ARN-polimerazës së varur nga ARN, variante të shumta të HCV (kuasispecie) vazhdimisht prodhohen gjatë replikimit. Andaj, është shumë e mundshme të zhvillohen edhe variante që ndërrojnë konformacionin e vendit të lidhjes së agjentëve antiviralë me veprim direkt. Madje, po këto variante rezistente të HCV, gjatë terapisë me antiviralë specifikë, kanë aftësinë jo vetëm të formohen por edhe të seleksionohen e të shndërrohen në variante (kuasispecie) dominante. Shumë prej këtyre formave rezistente kanë replikim më të ngadalësuar dhe për pasojë me përfundimin e terapisë mund të kthehen në format bazë (Sarrazin 2007a, Sarrazin 2010, Tong 2006). Sidoqoftë, HCV variantet rezistente në NS3-4A inhibitorë ose në inhibitorët jonukleozidë të polimerazës mund të detektohen në nivele të ulëta në disa pacientë që asnjëherë më parë nuk janë trajtuar me antiviralë specifikë (Gaudieri 2009, Kunzten 2008). Relevanca klinike e këtyre mutantëve pre-ekzistues ende nuk është e qartë, megjithatë ka shumë mundësi që këto ulin shansin e krijimit të përgjigjes së qëndrueshme virologjike pas trajtimit me agjentë antiviralë me veprim direkt.

Tabela 5.1 – Mutacionet e rezistencës së inhibitorëve të HCV NS3 proteazës

	36	54	55	60	155	156A	156B	168	170
Telaprevir (linear)			*						
Boceprevir (linear)									
SCH900518 (linear)									
BILN-2061 ** (macrocyclic)									
R7227/ITMN191 (macrocyclic)						*	*		
MK-7009 (macrocyclic)									
TMC435 (macrocyclic)									
BI-201335 (macrocyclic?)									

36: V36A/M; 54: T54S/A; 55: V55A; 80: Q80R/K; 155: R155K/T/Q; 156A: A156S; 156B: A156T/V; 168: D168A/V/T/H; 170: V170A/T

* mutacionet e shoqëruara me rezistencë in vitro, po jo të përshkruara te pacientët.

Tab. 5.1. paraqet profilin e rezistencës të disa NS3-4A inhibitorëve të zgjedhur. Këto profile rezistencash dallojnë dukshëm, mirëpo pozita R155 është e përbashkët për të gjithë, për atë edhe mutacionet në këtë vend japin rezistencë gati ndaj të gjithë inhibitorëve të proteazës, të cilët tashmë janë në faza të avancuara të zhvillimit klinik (Sarrazin 2010). Me rëndësi është se shumë mutacione të rezistentcës mund të detektohen in vivo përmes sekuencimit klonal. Deri më tani janë karakterizuar mutacionet në 4 vende përgjegjëse për rezistencë ndaj telaprevirit (V36A/M/L, T54A, R155K/M/S/T dhe A156S/T), po vetëm A156 është identifikuar in vitro në sistemin e replikonit (Lin 2005, Sarrazin 2007a). Këto mutacione, qoftë të vetme apo të dyfishta rezultojnë në rezistencë të ulët (V36A/M, T54A, R155K/T, A156S) e deri edhe në rezistencë të lartë (A156T/V, V36M + R155K, V36M + 156T) ndaj telaprevirit. Mendohet se ndryshimi i aminoacideve si pasojë e këtyre mutacioneve rezulton në ndërrimin e konformacionit të qendrës katalitike të proteazës, duke e penguar lidhjen e inhibitorit të proteazës (Welsch 2008). Ashtu si është vërejtur edhe te inhibitorët e tjerë të proteazës (danoprevir), barrierat gjenetike që pengojnë zhvillimin e rezistencës ndaj telaprevirit dallojnë midis nëntipeve të HCV. Në të gjitha studimet klinike të telaprevirit, i vetëm apo në kombinim me PEG-IFN α dhe ribavirinë, rezistenca dhe relapsi janë hasur më shpesh te gjenotipi 1a sesa te gjenotipi 1b. Kjo për shkak të dallimit të nukleotideve në pozitën 155 të nëntipit 1a (aga kodon për R) dhe nëntipit 1b (cga kodon për R). Mutacioni në pozitën R155K më së shpeshti ka të bëjë me rezistencë ndaj telaprevirit; ndërrimi i R në K në pozitën 155 kërkon ndërrim vetëm të 1 nukleotidi te nëntipi 1a dhe ndërrim të 2 nukleotideve te nëntipi 1b (McCown 2009).

Agjentët me cak replikimin e HCV

Inhibitorët e NSB5 polimerazës

Proteina NS5B e HCV është ARN polimerazë e varur nga ARN. NS5B katalizon sintezën e zinxhirit negativ komplementar nga shablloni i zinxhirit pozitiv, më pas prej këtyre zinxhirëve negativë katalizon sintezën e zinxhirëve komplementarë pozitivë (Bartenschlager 2004, Lesburg 1999) (Figure 5.5).

Inhibitorët e NS5B ARN polimerazës mund të ndahen në dy kategori. Inhibitorët analogë të nukleozideve ose nukleozidet inhibitore (NI) si valopicitabina (NM283), mericitabine (R7128), R1626, PSI-7851 ose IDX184, të cilat duke imituar substratin natyral të ARN polimerazës, inkorporohen në zinxhirin e ARN dhe për pasojë ndalin vazhdimin e zinxhirit duke e bllokuar qendrën aktive të NS5B (Koch 2007). Meqë, qendra aktive e NS5B është rajoni tejet stabil në gjenomin e HCV, nukleozidet inhibitore janë potencialisht efektive kundër gjenotipeve të ndryshme. Zëvendësimi i vetëm një aminoacidi në qendrën aktive të ARN polimerazës mund të rezultojë në dobësim apo edhe humbje te funksionit replikativ të enzimës. Pikërisht për këtë, edhe mundësia për të zhvilluar rezistencë ndaj NI është shumë e vogël.

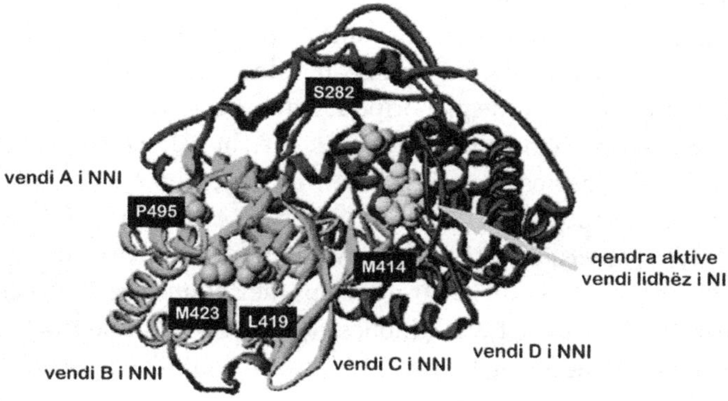

Figura 5.5 – Struktura e HCV NS5B ARN polimerazës dhe vendet lidhëse të qendrave aktive. NNI: non-nucleoside inhibitor - inhibitori jo nukleozid; NI: nukleozidet inhibitore.

Për kundër NI, kategoria tjetër e inhibitorëve jo-nukleozidë e inhibojnë NS5B duke u lidhur me qendrat alosterike. Lidhja me këto qendra rregulluese të funksionit të enzimës e inhibon NS5B që në start ende pa u vënë asnjë nukleotid në zinxhirin e saponisur (Beaulieu 2007). Inhibuesi alosterik i NS5B duhet të ketë afinitet kimik të lartë për vendin ku lidhet. Struktura e NS5B i ngjan "dorës së djathtë", me rajonet si gisht, pëllëmbë, gisht i madh, dhe ka rreth 4 vende për lidhjen e inhibitorëve-jo-nukleozidë (Fig. 5.5). Për shkak të disa vendeve lidhëse, teoritikisht mund të përdoren disa inhibitorë të polimerazës, qoftë njëri-pas tjetrit ose në kombinim për të menaxhuar zhvillimin e rezistencës. Mutacionet në vendet lidhëse të inhibitorëve jo-nukleozidë nuk kanë ndikim në funksionin e enzimës. Meqë inhibitorët jo-nukleozidë lidhen larg qendrës aktive të NS5B, aplikimi i tyre shpejt mund të çojë në zhvillimin e shtameve rezistente in vivo dhe in vitro. Fig. 5.6. paraqet strukturën e disa prej inhibitorëve nukleozidë dhe jo-nukleozidë.

Inhibitorët nukleozidë

Mericitabina (R7128) është inhibuesi nukleozid më i avancuar i polimerazës. Rezultatet e hulumtimeve klinike të fazës 2 të mericitabinës në kombinim me PEG-IFN dhe ribavirinë te pacientët e infektuar me gjenotipe 1, 2 dhe 3 zbuluan nivel të lartë të reagimit të hershëm virologjik më shumë se 80% (Jensen 2010). Dhënia per-os e mericitabinës në kombinim me inhibuesin e proteazës R7227/ITMN191 për 14 ditë, ka rezultuar në aktivitet sinergjik të të dy barnave (Gane 2010). Gjatë këtyre hulumtimeve nuk është hasur në relaps me shtame rezistente të virusit. Nukleozidet e tjera inhibuese (p.sh. PSI-7851 dhe IDX184) janë në faza të hershme të hulumtimit të tyre klinik (Sarrazin 2010).

Valopicitabina dhe R1626 nuk prodhohen më. Valopicitabina (NM283, 2'-C-methylcytidine/ NM107), inhibuesi i parë nukleozid që u hulumtua te pacientët me Hepatit C kronik tregoi aktivitet të ulët antiviral (Afdhal 2007). Zhvillimi klinik i NM28 u ndërpre për shkak të efekteve anësore gastro-intestinale. Inhibuesi i dytë nukleozid, i raportuar te pacientët me Hepatit C kronik është R1626 (4'-azidocytidine/PSI-6130). Te një studim i fazës 1 te pacientët e infektuar me gjenotip 1 u vërejt aktivitet i lartë antiviral pas dhënies së dozave të larta të R1626 (Pockros 2008a). Nuk u raportua relaps me variante rezistente as nga monoterapia me R1626 as nga terapia e kombinuar me PEG-IFN ± ribavirinë (Pockros 200b). Për shkak të limfopenisë së rëndë dhe pasojave të pafavorshme në proceset infektive, zhvillimi i R1626 u ndërpre.

NIs

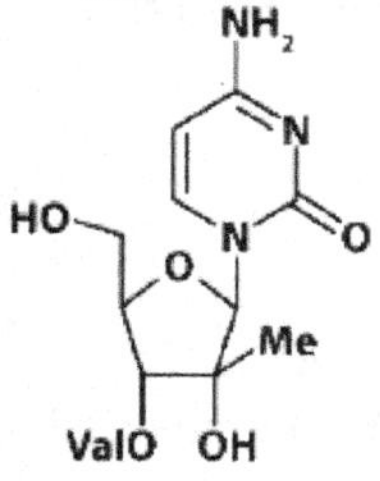

NM283

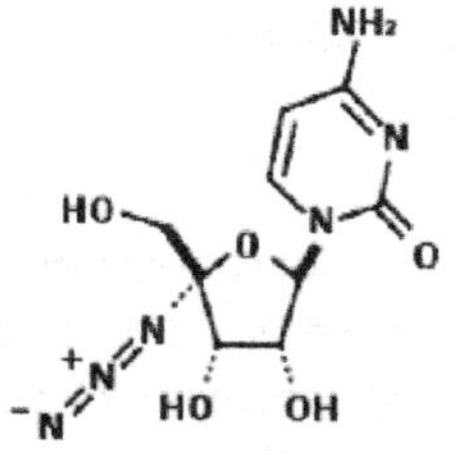

R1479
(prodrug R1626)

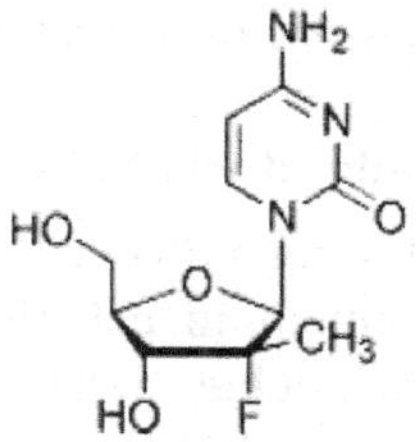

PSI-6130
(prodrug R7128)

NNIs

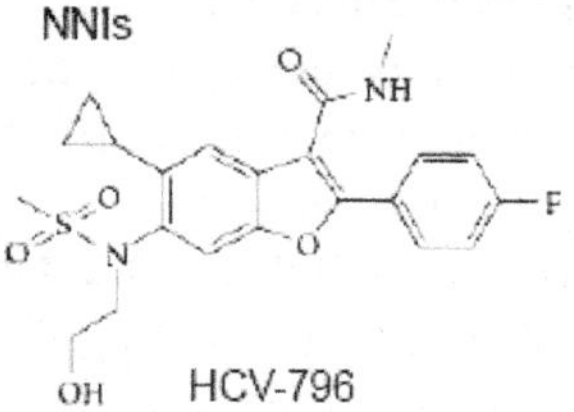

HCV-796

Figurë 5.6 – Struktura molekulare e disa prej inhibitorëve të NS5B polimerazës

Inhibuesit jo-nukleozidë

Më së paku 4 vende të inhibimit alosterik nga inhibuesit jo-nukleozidë janë gjetur në strukturën e NS5B polimerazës. Shumë prej inhibitorëve jo-nukleozidë janë ende në fazat 1 dhe 2 të vlerësimit klinik (inhibitori i vendit 1 alosterik BI207127; inhibitorët e vendit 2 alosterik, filibuvir (PF-00868554), VCH-759, VCH-916 dhe VCH-222; inhibitori i vendit 3, ANA598; inhibitori i vendit 4, HCV-796, GS-9190 dhe ABT-333) (Ali 2008, Cooper 2007, Erhardt 2009, Kneteman 2009, Sarrazin 2010). Në përgjithësi, këta inhibues jo-nukleozidë shfaqin aktivitet të ulët mesatar antiviral dhe kanë barrierë të ulët ndaj rezistencës, të evidencuar me relapse të shpeshta gjatë studimeve të efekteve të tyre. Për dallim prej inhibuesve nukleozidë, të cilët kanë aktivitet më të gjerë, inhibuesit jo-nukleozidë janë efektivë vetëm për disa gjenotipe te HCV (Sarrazin 2010). Ndikimi i inhibuesve jo-nukleozidë në PQV në kombinim me PEG-IFN-α dhe ribavirinë mbetet të sqarohet.

Inhibitori i NS5A

Proteina NS5A e HCV duket se ka rol të shumëfishtë në replikimin, paketimin, lirimin e HCV (Moradpour 2007). Mendohet se NS5A është e përfshirë në formimin e hershëm të kompleksit të replikimit duke ndërvepruar me membranat lipidike intracelulare dhe në inicimin e paketimit të nukleokapsidës së HCV me pikëzat lipidike (Shi 2002). NS5A mund të shërbejë edhe si kanal që ndihmon në mbrojtjen dhe udhëheqjen e ARN virale nëpër membranat e kompleksit të replikimit (Tellinghuisen 2005). Po ashtu, u tregua se ndërveprimi i NS5A me NS5B e përforcon aktivitetin e HCV ARN polimerazës. Përveç rolit rregullator në replikimin e HCV, NS5A modifikon edhe rrugët sinjalizuese të strehuesit, që tashmë janë shoqëruar me rezistencë ndaj interferonit (Wohnsland 2007). Po ashtu, mutacionet në proteinën NS5A klinikisht janë shoqëruar me rezistencë/ ndjeshmëri në terapinë antivirale bazuar në IFN (Wohnsland 2007). BMS-790052 ishte inhibitori i parë i NS5A që u vlerësua klinikisht. Monoterapia me BMS-790052 çon në ulje fillestare të koncentrimit të HCV ARN, edhe pse mundësia për të penguar zhvillimin e rezistencës është e vogël (Gao 2010). Sipas disa analizave, trajtimi me BMS-790052 në kombinim me PEG IFN α dhe ribavirinë rezulton në PShV dhe PHVk në mbi 80% të pacientëve. BMS-790052 është aktiv ndaj shumicës së HCV gjenotipeve.

Terapitë e kombinuara me antiviralë specifikë

Është pyetje shumë thelbësore se a mund të arrihet përgjigje e qëndrueshme virologjike me kombinimin e agjentëve të ndryshëm antiviralë me veprim direkt pa PEG-IFN α dhe ribavirinë. Hulumtimi i parë klinik (*INFORM-1*) analizoi kombinimin e inhibuesit të polimerazës (Mericitabine (R7128)) me inhibuesin e NS3 (R7227/ITMN191). Pacientët u trajtuan me të dy agjentët për dy javë. Koncentrimet e HCV ARN ranë deri në 5.2 log10 IU/ml, relapsi u raportua te vetëm një pacient (por asnjë variant rezistent i HCV nuk u identifikua) dhe niveli i HCV ARN ishte i padetektueshëm në fund të terapisë në 63% të pacientëve të patrajtuar më parë (Gane 2010). Në disa hulumtime që ende po vazhdojnë, është duke u vlerësuar potenciali i trajtimeve me agjentë oralë si NS3 proteazë inhibitorët, inhibitorët nukleozidë dhe jo-nukleozidë të NS5B, NS5A inhibitorët dhe ribavirina. Sipas analizave më të fundme në këtë drejtim, shumica e pacientëve të trajtuar vetëm me dy AAD përjetojnë relaps, që mund të reduktohet me shtimin e ribavirinës pa PEG-IFN α (Zeuzem 2010a).

Proteinat e strehuesit si shënjestër në trajtimin e Hepatitit C

Inhibitorët e ciklofilinës B

Përgjatë ciklit të vet jetësor, HCV varet nga faktorë të ndryshëm të strehuesit. Ciklofilina B haset në shumë inde të organizmit dhe luan rolin e cis-trans izomerazës, duke mundësuar palosjen dhe fuksionimin e shumë proteinave. Ciklofilina B e përforcon replikimin e HCV me anë të mekanizmave jo plotësisht të qartë; një prej këtyre mekanizmave është modulimi i aktivitetit të NS5B. Debio-025 (alisporivir) është inhibitor oral i ciklofilinës B, me ndikim antiviral në replikimin e HCV dhe HIV. Në hulumtimet klinike te pacientët e ko-infektuar me HIV/HCV trajtimi me 1200 mg Debio-025, 2 herë në ditë për 2 javë, çoi në ulje mesatarisht 3.6 log10 të HCV ARN dhe 1.0 log10 të ADN HIV (Flisiak 2008). Debio-25 u tolerua mirë dhe nuk pati relaps përgjatë periudhës 14- ditore të trajtimit.

Terapia e kombinuar e Debio-025 të 200 mg, 600 mg, 1000 mg me PEG-IFN α-2a u vlerësua në një hulumtim dyfish të verbër të fazës 2, te pacientët e infektuar vetëm me HCV, me gjenotipet 1, 2, 3 ose 4 dhe të patrajtuar më parë. Trajtimi zgjati 29 ditë. Uljet mesatare të shprehura në log10, të HCV ARN në ditën e 29 të trajtimit, te pacientët me terapi të kombinuar, ishin 4.75 (100 mg), 4.61 (600 mg) dhe 1.8 (200 mg) krahasuar me pacientët me monoterapi 2.49 (vetëm me PEG-IFN α-2a) dhe 2.2 (vetëm me 1000 mg Debio-025). Nuk është vërejtur dallim në aktivitetin antiviral te pacientët e infektuar me gjenotipe të ndryshme. Debio-025 u tregua i sigurt, mirë i tolerueshëm, mirëpo te disa pacientë, të trajtuar me doza ditore të 1000 mg, shkaktoi rritje reversibile të bilirubinës (Flisiak 2009). Barriera e lartë gjenetike, që pengon zhvillimin e rezistencës ndaj Debio-025 me aktivitet të gjerë antiviral ndaj gjenotipeve të HCV, e thekson rëndësinë e shënjestrimit të proteinave të strehuesit nga agjentët terapeutikë. Studimet që vlerësojnë PQV te terapitë e Debio-025 në kombinim me PEG-IFN α-2a janë ende në hulumtim e sipër.

Nitazoksanidi

Nitazoksanidi (me metabolitin e vet aktiv tizoksanidin) është antiprotozoik tiazolid, i aprovuar për trajtimin e infeksioneve me Giardia lamblia dhe Cryptosporidium parvum. Hulumtimet in vitro kanë zbuluar se ky agjent përmes mekanizmave ende të paqartë ka ndikim thelbësor në inhibimin e replikimit të HCV dhe HBV. Rezultatet e hulumtimeve 2- fazëshe, që analizuan 500 mg nitazoksanid 2 herë në ditë, për 12 javë, më pas nitazoksanid PEG-IFN α-2a ± RBV për 36 javë, ishin konfliktuoze; PQV ishte deri në 79% te pacientët me gjenotip 4 të patrajtuar më parë, dhe 44% te pacientët me gjenotip 1 të HCV (Bacon 2010b, Rossignol 2009). Hulumtime shtesë janë të nevojshme për të përcaktuar rolin e nitazoksanidit në trajtimin e Hepatitit C kronik.

Silibinina

Silimarini, ekstrakt i bimës *Silybum marianum* me aktivitet antioksidant, është përdorur në mënyrë empirike në trajtimin e Hepatitit C kronik dhe sëmundjeve të tjera të mëlçisë. Silibinina është një prej gjashtë flavonolignaneve kryesore të silimarinës. Çuditërisht, hulumtimet e vonshme kanë treguar se silibinina e inhibon ciklin jetësor të HCV në disa vende (Ahmed-Belkacem 2010, Wagoner 2010). Po ashtu, silibinina intravenoze te pacientë me mospërgjigje ndaj interferonit ka mundësuar rënie të HCV ARN midis 0.55 - 3.02 log10 IU/ml pas vetëm 7 ditë të administrimit dhe rënie edhe të mëtejshme prej 1.63 and 4.85 log10 IU/ pas kombinimit me PEG-IFN dhe ribavirinë edhe për 7 ditë të tjera (Ferenci 2008). Hulumtimet, që ende vazhdojnë, do të sqarojnë rolin e silibilinës në trajtimin e Hepatitit C kronik, duke përfshirë edhe ri-infektimin e graftit të mëlçisë me HCV.

Interferonët e rinj

Në vitet e fundit janë bërë shumë përpjekje për të reduktuar efektet anësore të PEG-IFN α. Interferonët me gjysmëkohë më të gjatë dhe koncentrim më të qëndrueshëm në plazmë (p.sh. albinterferon, IFN α-2b i fuzionuar me albuminë humane), deri më tani nuk kanë treguar epërsi për sa i përket PQV (Zeuzem 2010b). Zhvillimi i PEG-IFN lambda (λ)-1 është premtues. Ngjashëm me interferonët e tipit 3, IFN λ-1, që ndryshe quhet interleukina-29 (IL-29), nuk lidhet për receptorin e IFN α, edhe pse rrugët sinjalizuese nga receptori i IFN λ janë të ngjashme me ato të IFN α. Receptori i IFN λ është më së shumti i shprehur te hepatocitet. Andaj, efektet anësore të interferonëve, te trajtimi me PEG-IFN λ mund të jenë më pak të shprehura. Faza I e hulumtimit klinik për vlerësimin e PEG- IFN λ me ose pa ribavirinë është përfunduar (Mur 2010). Interferon λ është toleruar mirë dhe shumica e pacientëve kanë arritur ulje të HCV ARN më shumë se 2 log10 brenda vetëm 4 javëve.

Perspektiva

Nuk ka dyshim se për shak të potencialit të lartë për të nxitur PQV, treshja terapeutike- agjentët antiviralë me veprim direkt, në kombinim me interferon α të pegiluar dhe ribavirinë, do të pasurojnë mundësitë e trajtimit të Hepatitit C kronik në të ardhmen. Jo shumë larg, miratimi edhe i inhibitorëve të NS3-4A, telapreviri dhe bocepreviri, do të mundësojë eradikimin e HCV në shumicën e pacientëve të patrajtuar më parë dhe në ~50% të pacientëve të trajtuar më parë me gjenotip 1. Inhibitorët nukleozidë të NS5B, inhibitorët e NS5A dhe agjentët me cak proteinat e strehuesit si Debio-025 janë shumë premtues për pacientët e infektuar me gjenotipe të tjera të HCV. Megjithatë, duke marrë parasysh efektet anësore dhe çmimin, duhet bërë shumë përpjekje që saktësisht të definohen pacientët të cilët kanë nevojë për treshen terapeutike, më pas të planifikohet trajtimi optimal dhe të individualizohet kohëzgjatja e terapisë. Po ashtu, duhet të qartësohet nëse të gjitha kombinimet terapeutike orale të AAD me ose pa ribavirinë janë të afta për ta eradikuar ose suprimuar HCV. Kjo do të ishte me rëndësi të veçantë për pacientët me kontraindikacion për terapinë aktuale standarde.

6. Efektet anësore dhe ndërveprimet e barnave

Martin Schaefer dhe Stefan Mauss

Komplianca e mirë është faktori kyç në suksesin e trajtimit të Hepatitit C. Megjithatë, gati të gjithë pacientët në trajtim me interferon plus ribavirinë do të përjetojnë efekte anësore të cilat e rrezikojnë kompliancën e mirë. Andaj, menaxhimi i mirë i efekteve të padëshiruara është thelbësor në mënjanimin e terapisë suboptimale (kur dozat reduktohen) dhe ndërprerjen e terapisë. Efektet më të shpeshta anësore te pacientët në trajtim me interferon të pegiluar dhe ribavirinë janë simptoma si të gripit, mialgji, çrregullime gjumi, asteni, çrregullime gastrointestinale dhe ndërrime të disponimit. Hulumtimet klinike për efeket anësore me doza të modifikuara nuk janë bërë, andaj rekomandimet për menaxhimin e tyre bazohen në përvojat klinike.

Simptomat sistemike

Simptomat si të gripit: temperaturë, artralgji, mialgji tërhiqen spontanisht në javët e para të trajtimit

Çrregullimet gastro-intestinale: nauze, humbje apetiti, tharje e gojës.

Humbja e peshës. Sipas studimeve te pacientët në terapi përmbi 48 javë (Seyam 2005) me interferon humbja e peshës ka qenë 6-10 % për shkak të humbjes së apetitit.

Astenia dhe plogështia janë ankesa të shpeshta, që gradualisht rriten në intensitet në javët e para të terapisë. Astenia është raportuar edhe te pacientët pa anemi të theksuar. Te këta pacientë duhet përjashtuar hipotiroidizmin. Trajtimi i pacientëve me çrregullime tanimë të pranishme si anemi, depresion, hipotiroidizëm, është i vështirë. Te pacientët me plogështi kronike nuk ka të dhëna për rekomandime specifike të trajtimit.

Kollitja raportohet shpesh dhe mund të jetë për shkak të edemës së mukozës së traktit respirator. Astma bronkiale e avancuar, jo mirë-e kontrolluar, mund ta kontraindikojë terapinë e Hepatitit C. Dispnea është një tjetër simptomë, shpesh e raportuar.

Hipotiroidizmi dhe hipertiroidizmi mund të hasen nëse interferoni nxit tiroidit, ose nëse stimulohen antitrupa kundër tiroidesë. Zakonisht, ndëprerja e parakohshme e terapisë me interferon nuk është e nevojshme.

Efektet anësore psikiatrike

Efektet anësore më të shpeshta me natyrë psikiatrike të nxitura nga INF-α janë paraqitur në tabelat 6.1 dhe 6.2. Shumica e hulumtimeve klinike nuk e klasifikojnë episodin depresiv, ato monitorojnë vetëm për depresion të rëndë klinik, duke i përjashtuar episodet e lehta dhe mesatare të depresionit. Duhet të vlerësohet komplianca ndaj antidepresantit, të përckatohet vlera e tij në serum përpara se të vendoset të kalohet në një antidepresant tjetër. Edhe pse historia e depresionit klinik ose tentimi për vetëvrasje kontraindikojnë terapinë me interferon, trajtimi i pacientëve me komorbiditete psikiatrike duhet të bëhet në bashkëpunim të ngushtë me psikiatrin (Schaefer 2004, Schaefer 2007b).

Tabela 6.1 – Incidenca e efekteve anësore më të raportuara psikiatrike të nxitura nga IFN *α*

Efektet anësore psikiatrike	Incidenca
Plogështi	70-80%
Çrregullime gjumi	46-65%
Irritabilitet	60-85%
Deficite kognitive, me pengesa në përqendrim dhe kujtesë	45-60%
Episode depresive	50-60%
- të lehta	20-40%
- mesatare	15-30%
-të rënda	1-5%
Delirium, psikozë	1-6%
Sindromi i vetëvrasjes	< 1%
Lodhje	70-80%

Tabela 6.2 – Frekuenca e efekteve anësore psikiatrike me IFN *α* + RBV

Incidenca	Efektet
>50%	Çrregullime gjumi, lodhje kronike, irritabilitet, pengesa kognitive (Schaefer 2007a, Schaefer 2002, Dieperink 2000,Renault 1987)
30-45%	Ankth, sidomos në 2 muajt e parë
30-60%	Depresion i lehtë- ulje e vetëbesimit, anhedoni, humbje interesi, përsëritje e të njëjtave mendime (ruminacion), libido e ulur, qarje e papritur.
20-30%	Depresion mesatar deri në të rëndë (Bonnaccorso 2002, Dieperink 2000, Renault 1987, Schaefer 2002, Malaguarnera 2002)
5-6%	Mendime për vetëvrasje (Janssen 1994)
Raste individuale	Tentim vetëvrasje
Sporadike	Mania

Trajtimi me antidepresantë mund të fillohet me dozë të ulët, e më pas sipas nevojës, nëse pacienti e toleron, doza mund të rritet. Të dhënat më të fundit në këtë drejtim mbështesin profilaksën me antidepresantë te pacientët me simptoma depresive, përpara se të niset terapia me interferon. (Musselman 2001, Capuron 2002, Krauss 2005, Raison 2007). Evidenca nga studimet prospektive është e nevojshme, në mënyrë që të definohet nëse profilaksa me antidepresantë sjell dobi në të gjitha grupet e pacientëve. Duhet pasur kujdes në simptomat depresive tanimë të pranishme, p.sh. çrregullimi i gjumit mund të jetë simptomë e depresionit, andaj terapisë bazë po të jetë nevoja mund t'i shtohen antidepresantë me efekte qetësuese, si mirtazapina.

Efektet hematologjike dhe imunologjike

Incidenca e infeksioneve serioze është e ulët (<5%) te pacientët në terapi me interferon. Pavarësisht nga të dhëna bindëse për efektin e G-CSF në përmirësimin e neutropenisë, efekti i tij në neutropeninë e shkaktuar nga IFN nuk është hulumtuar, megjithatë G-CSF përshkruhet, edhe pse ky përshkrim është i pamiratuar për këtë indikacion.

Çrregullimet e lëkurës

Çrregullimet e lëkurës si lichen planus, vaskuliti nekrotizant, porfiria kutane e vonshme mund të jenë të pranishme te Hepatiti C. Reaksionet lokale në vendet e injektimit të interferonit të pegiluar janë të shpeshta. Injektimet nuk duhen përsëritur në të njëjtin vend për shkak se mund të shkaktojnë ulçerë. Rënia e flokëve zakonisht shfaqet në muajt e parë të terapisë, vazhdon edhe për disa javë pas ndërprerjes së terapisë, është plotësisht reversibile, por struktura e flokut mund të jetë më ndryshe pas terapisë. Alopecia është e rrallë. Efektet e tjera anësore janë paraqitur në tabelat 6.3 dhe 6.4.

Tabela 6.3 – Çka të pritet dhe çka të bëhet (I)

Simptoma	Kur/ pse/ Kohëzgjatja (K)	Trajtimet dytësore	Kujdes!
Simptoma si të gripit	Menjëherë pas injekt. të IFN/ K: 3 ditë	< 2 g paracetamol	Trombocitopeni, hepatotoksicitet
Humbje apetiti		Para-RBV: metoclopramide, domperidone	
Tharje e gojës	Me RBV/ K: mund të zgjasë post-terapi		
Humbje peshe	Gjatë trajtimit / K: gjatë trajtimit	Reversibile me ndërprerjen e terapisë	6-10% humbje gjatë 48 javëve
Asteni, plogështi	Javët e para të trajtimit/ K: rriten në intensitet me kohë	Eritropoetinë, reduktim i dozës së RBV, transfuzion i eritrociteve, antidepresantë, triptofan, ondansetron	

Efektet kryesore anësore të hasura te telapreviri janë kruarja dhe pezmatimi i lëkurës. Shumica e pacientëve ankohen për kruarje intensive; kjo mund të trajtohet me antihistaminikë, si cetirizine. Skuqjet e lëkurës mund të jenë lehtësisht-mesatarisht të shprehura; reaksionet serioze lëkurore hasen më rrallë. Ndërprerja e terapisë zakonisht nuk është e nevojshme. Përdorimi i kohëpaskohshëm i kortikosteroideve në formë të kremave që përmbajnë edhe hidratantë (ose ure), te skuqjet/ pezmatimet e lëkurës është më se i përshtatshëm. Te rastet me psoriazë duhet konsultuar dermatologu. Kur anemia shkaktohet, doza e ribavirinës duhet përshtatur (redukuar), në disa raste duhet dhënë eritropoetina ose transfuzion i eritrociteve. Nauzea dhe diarea shpesh hasen te pacientët me telaprevir (Hézode 2009, McHutchison 2009, McHutchison 2010, Marcellin 2010).

Për boceprevirin anemia është efekti kryesor anësor, që kërkon përshtatje të dozës së ribavirinës e në disa raste edhe dhënie të eritropoetinës ose transfuzion të eritrociteve. Nauzea dhe diarea hasen edhe te pacientët në terapi me boceprevir. Trajtimi i efekteve anësore lëkurore është i ngjashëm si te telapreviri (Anonymous 2010).

Tabela 6.4 – Çka të pritet dhe çka të bëhet (II)

Simptoma	Kur/ pse/ Kohëzgjatja (K)	Trajtimet dytësore	Kujdes!
Hipotiroidizmi	Mund të ngjajë kurdo gjatë terapisë	Terapi zëvendësuese me L-thyroxin	
Kollitje	Edemë e mukozës së t.respirator/ K: gjatë trajtimit	Terapi lokale me fluticasone ose budesonide	
Hipotirodizmi	IFN/ 3-10% reversibile pas ndërprerjes së trajtimit	Zëvendësimi i hormoneve të tiroidesë	
Hipertiroidizmi	1-3%	β-bllokatorë, carbimazole	
Efektet psikiatrike	Gjatë terapisë me IFN, të pranishme[1] para terapisë ose jo[6]	SSRI (citalopram[2], paroxetin), Mirtazapine[3] Nortriptiline[4] A.treciklikë (Doxepine)	A. treciklikë janë zgjedhje e rendit të dytë ndërveprime, delirium, komplikime kardiake & hepatike
Agjitacion/ agresivitet		Antipsikotikë (risperidone, olanzapine)	Të përcillet rasti, me psikiatrin
Çrregullime të rënda të gjumit, irritabilitet, depresion		Benzodiazepine[5], Zolpidem Trimipramine	Mund të shkaktojë varësi5
Anemi hemolitike	RBV	Reduktim i dozës RBV Transfuzion i eritrociteve Erythropoetin[7]	

Simptoma	Kur/ pse/ Kohëzgjatja (K)	Trajtimet dytësore	Kujdes!
Trombocitopeni	Te fibroza e avancuar e mëlçisë	Reduktimi i dozës IFN Eltrombopag[8]	
Lëkurë e thatë, kruarje, ekzemë, përkeqësim i psoriazës	HCV, IFN, RBV	Krema me ure (hidratues) steroide	Konsultimi me dermatologun Mund të zgjasin edhe pas terapisë
Hipersensitiviteti	PEG-IFN		E paevidencuar

1. Schaefer 2005. 2. Krauss 2008. 3. Krauss 2001. 4. Valentine 1995. 5. Schaefer &Mauss 2008. 6. Schaefer 2007b; Schaefer 2003; Pariante 2002. 7. Afdahl 2004; Pockros 2004; Shiffman 2007. 8. McHutchinson 2007

Telapreviri dhe bocepreviri

Treshja terapeutike, interferoni i pegiluar, ribavirina dhe njëri prej inhibitorëve të rinj të HCV proteazës, telapreviri ose bocepreviri, pritet të bëhet trajtimi standard i pacientëve me gjenotip 1. Bashkë me efikasitetin e kësaj terapie do të rritet edhe toksiciteti.

Përfundimi

Toksiciteti i terapisë së kombinuar interferon me ribavirinë është mjaft i lartë, andaj mjekët duhet të kenë njohuri të plota në menaxhimin aktiv të pacientëve. Inhibitorët e gjeneratës së parë të proteazës dhe polimerazës së HCV do të kombinohen me interferon dhe ribavirinë për të përmirësuar efikasitetin terapeutik te pacientët me gjenotip 1.

Sipas studimeve të tanishme, shumica e agjentëve do të kenë efekte të konsiderueshme anësore, me dominim të problemeve hematologjike dhe dermatologjike. Vlerësimi i hershëm i këtyre efeketve, si dhe trajtimi i përshtatshëm mund të parandalojnë ndërprerjen e parakohshme të terapisë bazë.

7. Manifestimet ekstrahepatike

Karl-Philipp Puchner dhe Thomas Berg

Pacientët e infektuar nga virusi i Hepatitit C (HCV) bartin risk të lartë për zhvillimin e manifestimeve ekstrahepatike të infeksionit (MEH) (Tab. 7.1); 40-76% e pacientëve me HCV zhvillojnë të paktën një manifestim ekstrahepatik gjatë rrjedhës së infeksionit (Cacoub 2000, Cacoub 1999). Madje MEH mund të jenë shenjat e vetme klinike të Hepatitit C kronik. Gjithmonë duhet testuar për HCV te rastet me plogështi kronike jo-specifike, te çrregullimet reumatike, hematologjike, endokrine ose dermatologjike. Patogjeneza e MEH nuk është plotësisht e qartë, edhe pse prania e krioglobulinave, limfotropizmi i virusit, mimikria molekulare dhe proceset autoimune përbëjnë faktorët kryesorë patogjenikë (Ferri 2007). Patogjeneza dhe epidemiologjia e MEH ende duhet hulumtuar (Fig. 7.1). Në vijim do të tentohet të qartësohen epidemiologjia, patogjeneza, relevanca klinike dhe menaxhimi terapeutik i MEH të asocuara me HCV (Zignego 2007a).

Tabela 7.1 – Manifestimet ekstrahepatike tw HCV

Organi/ Sistemi i organeve	Manifestimet
Çrregullimet endokrine	Tiroidopatitë autoimune, në veçanti Tiroiditi Hashimoto Rezistencë e insulinës/ diabet melit* Pamjaftueshmëri e hormonit të rritjes (GH)
Çrregullimet reumatike	Krioglubolinemi e përzier* Vaskuliti krioglobulinemik* Neuropatia periferike* Glomerulonefriti membranoproliferativ* Glomerulonefriti membranoz* Artralgjitë reumatoide/ oligo-poliartritis Faktori reumatoid pozitiv* Sindromi Sjogren
Çrregullimet hematologjike	Çrregullimet limfoproliferative/ Limfomat Non-Hodgkin* Purpurat trombocitopenike imunologjike Gamopatitë monoklonale* Anemia hemolitike autoimune
Çrregullimet dermatologjike	Purpura (te vaskuliti) Porfiria kutane e vonshme Lichen planus Pruritus
Të tjera	Plogështi kronike*, pengesa subklinike kognitive, Ngadalësim psikomotor, simptoma të depresionit* Miopati Kardiomiopati/ Miokardit Fibroza idiopatike pulmonale

* Çrregullimet me prevalencë të lartë dhe/ ose me patogjenezë të qartë.

Çrregullimet limfoproliferative

Kryoglobulinaemia i referohet pranisë së imunoglobulinave anormale në serum. Krioglobulinat (CG) klasifikohen në tri tipe. Tipi II dhe III i CG, imunoglobulina monoklonale dhe/ose poliklonale, hasen më shpesh te pacientët me infeksion kronik të HCV, ndërsa tipi I i CG, i përbërë vetëm nga imunoglobulina monoklonale, haset te pacientët me çrregullime primare limfoproliferative. Krioglobulinemia e përzier e tipit II dhe III është e pranishme te 18-50% e pacientëve, por vetëm në 30% të tyre ka manifestim klinik (Lunel 1994, Wong 1996).

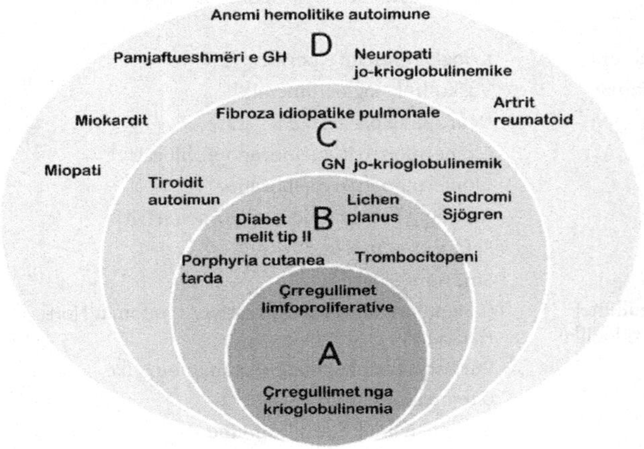

Figura 7.1 – Paraqitja skematike e kategorive të manifestimeve ekstrahepatike (sipas Zignego 2007a). A) Manifestimet me evidencë të lartë epidemiologjike dhe patogjenezë të qartë; B) Manifestimet me prevalencë të lartë, po patogjenezë të paqartë; C) Manifestimet me prevalencë të lartë te HCV, që mund të jenë për shkak të infeksionit me HCV dhe/ose faktorëve tjerë ngatërrues; D) Manifestime të paevidencuara.

Pacientët me krioglobulinemi simptomatike është vërejtur se kanë nivel më të lartë të përqendrimit të krioglobulinave (Weiner 1998) dhe përqendrim më të ulët të faktorëve të komplementit C3 dhe C4. Faktorët, që duket se e favorizojnë zhvillimin e krioglobulinemisë së përzier janë gjinia femër, mosha, marrja e alkoolit (>50 g/d), fibroza e avancuar e mëlçisë dhe steatoza (Lunel 1994, Wong 1996, Saadoun 2006). Diagnoza e krioglobulinemisë së përzier bazohet në kritere serologjike, patologjike dhe klinike (tab. 7.2).

Tabela 7.2 – Kriteret diagnostike të sindromit krioglobulinemik

Serologjike	Histologjike	Klinike
Ulje e C4	Vaskulit leukocitoklastik	Purpura
Faktori reumatoid (RF) pozitiv	Infiltrate me qeliza B monoklonale	Plogështi
CG Tipi II ose III		Artralgji
HCV antitrupat		GN Membranoproliferativ
		Neuropati periferike

Krioglobulinemia e përzier simptomatike mund të diagnostikohet në prani të krioglobulinave të përziera, nivelit të ulët të C4, vaskulitit leukocitoklastik dhe purpurave. Përckaktimi i faktorit reumatoid (RF) shërben si marker surogat i detektimit të krioglobulinemisë.

Veçoritë klinike të krioglobulinemisë së përzier. Krioglobulinemia e përzier, e cila shoqëron HCV, është pa simptoma në shumicën e rasteve dhe nuk ka ndikim sinjifikues në rrjedhën e inflamacionit kronik të mëlçisë. Në anën tjëtër, krioglobulinemia e përzier simptomatike përmban mortalitet më të lartë (Ferri 2004). Manifestimet klinike të krioglobulinemisë së përzier janë vaskuliti sistemik, pengesa renale, neuropatia periferike dhe ciroza.

Çrregullimet limfoproliferative malinje/ NHL

Çrregullimet limfoproliferative të shoqëruara me HCV më të shpeshta, sipas REAL/ WHO klasifikimit, janë: limfoma folikulare, leukemia limfocitike kronike e qelizave B/ limfoma e limfociteve të vogla, limfoma difuze e qeliza B dhe limfoma e zonës margjinale nodale edhe esktranodale-limfoma e shoqëruar me indin limfoid mukozal. Limfoma e zonës margjinale haset më së shpeshti prej limfomave të qelizave B me rritje të ngadaltë, te pacientët e infektuar me HCV. Pas infeksionit afatgjatë me HCV, 8-10% e tipit II të krioglobulinemisë së përzier progredon në limfomë Non-Hodgkin të qelizave B. Megjithatë, edhe te pacientët pa krioglobulinemi të përzier është shënuar prevalencë e lartë e limfomës NH (Silvestri 1997). Predispozita gjenetike dhe faktorët e tjerë duket se kanë rol kyç në zhvillimin e çrregullimeve limfoproliferative te pacientët HCV-pozitiv (Matsuo 2004).

Etiologjia dhe patogjeneza e ÇLP. Çrregullimet limfoproliferative te infeksioni me HCV besohet se shkaktohen nga dy lloj mekanizmash patologjikë: direkt dhe indirekt. Mekanizmi indirekt konsiderohet të jëtë aktivizimi i vazhdueshëm i qelizave B dhe proliferimi i tyre në luftën kundër infeksionit kronik me HCV, ndërsa mekanizmi direkt i atakimit të limfociteve është si pasojë e tropizmit të HCV ndaj limfociteve B. Limfotropizmi i virusit të Hepatitit C duket se mund të jetë shkaku i aftësimit të qelizave B për rrijte të pakontrolluar (Zignego 2000, Machida 2004).

Trajtimi i çrregullimeve limfoproliferaive

Përderisa krioglobulinemia e përzier asimptomatike nuk kërkon trajtim, ajo simptomatike gjjithmonë duhet trajtuar. Mirëpo, gjatë rrjedhës së sëmundjes krioglobulinemia asimptomatike mund të kalojë në simptomatike, andaj duhet konsideruar profilaksa antivirale. Qëllimi i terapisë në rend të parë është ta eradikojë virusin. Përmirësimi klinik te krioglobulinemia e përzier është raportuar në 50-70% të pacientëve që marrin IFN α dhe RBV; ky përmirësim korelon me uljet drastike të HCV ARN (Calleja 1999). IFN α mund ta përmirësojë krioglobulineminë edhe të mosreagusit e terapisë antivirale. Strategjitë alternative terapeutike si imunosupresorët citostatikë dhe/ose plazmafereza duhet marrë në konsiderim ((Craxi 2008) (Figurë 7.2).

Në rastet e vaskulitit të rëndë sistemik sugjerohet terapia fillestare me rituximab, antitrupa monoklonalë kundër antigjenit CD20 të qelizave B. Në rastet e rënda të vaskulitit, si pasojë e krioglobulinemisë së përzier dhe rezistente në terapinë antivirale, terapia e kombinuar rituximab + PEG-IFN α + ribavirinë duket se është strategjia më optimale terapeutike

(Saadoun 2008). Nëse te këto vaskulite terapia me rituximab nuk jep efekte, atëherë shkohet me plazmaferezë, kortikosteroide dhe eventualisht me ciklofosfamid.

Duhet matur mirë dobia kundrejt rrezikut te përdorimi i IFN te pacientët me neuropati si pasojë e infeksionit me HCV.

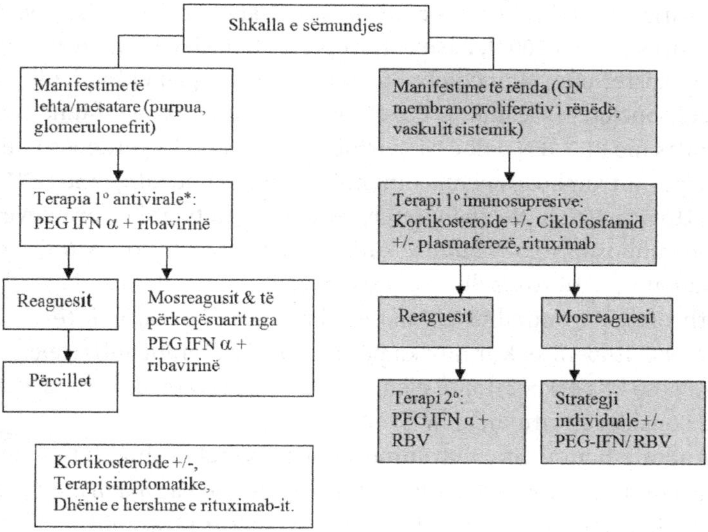

Figura 7.2 – Algoritmi i terapisë për krioglobulineminë e përzier simptomatike te infeksioni me HCV (modifikuar nga Craxi 2008). Te pacientët me manifestime të rënda trajtimi duhet të fokusohet në imunosuprimin me rituximab ((± plasmaferezë).

Përderisa eradikimi i *Helicobacter pylori* e ndal zhvillimin e MALT-limfomës, edhe limfomat Non-Hodking të shkallës së ulët te pacientët me HCV mund të regredojnë përmes terapisë antivirale. PEG-IFN α plus ribavirina duhet konsideruar si terapi e rendit të parë (Giannelli 2003).

Trajtimi i limfomave NH me rritje të shpejtë, te pacientët e infektuar me HCV, duhet të bëhet me kemoterapi citostatike. Sipas të dhënave të tanishme, trajtimi antiviral mund të shërbejë si terapi e mbajtjes për pengimin e rikthimit të NHL pas kemoterapisë (Gianelli 2003).

Manifestimet e tjera hematologjike

Gjendjet me trombocitopeni shpeshë hasen te pacientët me Hepatit C kronik, si pasojë e fibrozës së avancuar të mëlçisë dhe cirrozës (Wang 2004). Bashkë me opcionet klasike terapeutike si kortikosteriode, imunoglobulina intravenoze, splenektomi, një tjetër opcion është dhënia e antiviralëve. Duhet pasur shumë kujdes me PEG-IFN α dhe ribavirinë, meqë mund t'i përkeqësojnë purpurat trombocitopenike imunologjike që kanë lidhje me HCV (Fattovich 1996). Në anën tjetër, përdorimi afatgjatë i steroideve dhe imunosupresivëve duhet kufizuar për shkak të rrezikut të avancimit të fibrozës dhe rritjes së nivelit të virusit. Prandaj, elthrombopag mund të jetë mundësi më e mirë e trajtimit të trombocitopenisë. Kur nuk ka përmirësim me terapi antivirale, ose nëse ka përkeqësim të gjendjes nën këtë terapi, duhet marrë në konsiderim rituximabin (Weitz 2005).

Anemia hemolitike autoiumune (AHA) vërehet shpesh te pacientët me HCV, të trajtuar me IFN α me ose pa ribavirinë. AHA konsiderohet si efekt i mundshëm anësor i trajtimit antiviral (Nomura 2004), edhe pse ka evidencë që AHA të merret si manifestim ekstrahepatik i infeksionit kronik me HCV.

Glomerulonefriti (GN) përbën një komplikim të rrallë ekstrahepatik të infeksionit kronik me HCV. Format më mbizotëruese janë GN proliferativo-membranozë krioglobulinemik ose jo-krioglobulinemik dhe GN mezangioproliferativ. Prevalenca e GN te pacientët me HCV vlerësohet të jetë 1.4%, e cila krahasuar me prevalencën e GN të donorët e gjakut është e lartë (Paydas 1996).

Pacientët me GN nga HCV duhet në rend të parë të trajtohen me antiviralë. Dozimi i PEG-INF dhe ribavirinës duhet me kujdes t'i përshtatet sasisë së filtrimit glomerualar (GFR), në mënyrë që të parandalohet në veçanti akumulimi i ribavirinës dhe anemia hemolitike pasuese (Fabrizi 2008).

Manifestimet fulminante që i hapin rrugë pamjaftueshmërisë renale e bëjnë të pashmangshme dhënien e kortikosteroideve, imunosupresivëve si ciklofosfamidi dhe eventualisht plazmaferezën (Garini 2007, Margin 1994). Në rastet e inflitrimit simultan me qeliza B të palcës kockore dhe/ose rezistencës ndaj terapisë standarde, indikohet dhënia e rituximabit (Roccatello 2004). ACE inhibitorët dhe antagonistët e receptorëve AT1 konsiderohen terapi plotësuese (Kamar 2006).

Rreth 13% e pacientëve me HCV kanë hipotiroidizëm dhe deri në 25% kanë antitrupa kundër tiroidesë (Antonelli 2004). Ka të dhëna se IFN α mund t'i nxisë tiroidopatitë, apo t'i nxjerrë në pah ato të fshehta (Sëmundja Graves, Tiroiditi Hashimoto) (Prummel 2003). Sipas disa studimeve, çrregullimet autoimune të gjëndrës tiroide janë dukshëm të pranishme te pacientët me Hepatit C kronik gjatë terapisë me IFN α , e jo para terapisë (Vezali 2009). Funksioni i tiroidesë duhet përcjellur gjatë trajtimit. Një hulumtim së fundi i publikuar, ku janë analizuar studimet retrospektive dhe prospektive, konfirmoi riskun e lartë që pacientët me HCV kronik bartin për zhvillimin e diabetit melit tip II (White 2008). Rezistenca e insulinës paraqet faktor të pavarur risku në avancimin e fibrozës së mëlçisë te pacientët me infeksion kronik me HCV (Moucari 2008).

Manifestimet dermatologjike dhe të tjera

Tabela 7.3 – Përmbledhja e manifestimeve esktrahepatike te infeksioni me HCV

Manifestimi	Karakteristika	Shënim shtesë
Porfiria kutane e vonshme	Korelon me HCV	Dallime gjeografike
Lichen planus	Asocohet me HCV	Dallime gjeografike/ HLA-DR6
Fibroza idiopatike pulmonale	MEH potencial	
Alveoliti kronik	Korelon me trajtimin me IFN	
Insulte iskemike dhe hemorragjike	Pacientët më të rinj me HCV	
Mielopatitë transverse/ Paraparezat simetrike/ Deficitet sensorike	HCV	
Plogështia kronike/ Pengesat subklinike kognitive/ Ngadalësim psiko-motorik	35-68% e pacientëve me HCV	
Depresion	2-30% e pacientëve me me HCV	Perry 2008, Forton 2003
Neurotransmision i çrregulluar	HCV	Ëeissenborn 2006
Mungesa e triptofanit-Çrregullime depresive	HCV/ mungesa e serotoninës	
Miokarditi kronik/ Kardiomiopatia dilatative/ Hipertrofike	Faktorët gjenetikë/ imunonologjikë	Matsumori 2000

8. Menaxhimi i koinfeksionit HCV/ HIV

Christoph Boesecke, Stefan Mauss, Jürgen Kurt Rockstroh

Epidemiologjia e koinfeksionit me HIV dhe HCV

Prej 33.4 milion njerëzve të infektuar me HIV në mbarë botën në vitin 2008, llogaritet se më së paku 5 milionë prej tyre kanë edhe Hepatit C. Të dy virusët barten me efikasitet të lartë në kontaktet e gjakut me gjak, derisa HCV bartet seksualisht pak më vështirë. Andaj, prevalenca e koinfeksionit të Hepatitit C me HIV në vendet, rajonet, popullatat e ndryshme lidhet ngushtë me prevalencën e HIV të bartur përmes gjakut (kryesisht nga abuzimi intravenoz i drogave) (tab. 8.1). Meqë HCV mund të bartet edhe seksualisht, nuk duhet përjashtuar gjatë depistimeve për SST (Gotz 2005, Danta 2007, Vogel 2009a, Vogel 2010). HCV detektohet në 4-8% te të porsalindurit nga nënat e infektuara me HCV (Bevilacqua 2009). Te nënat me HIV/HCV në terapi me HAART që i lindin foshnjat me prerje cezariane risku i bartjes së HCV ulet në më pak se 1%. Risku mesatar i llogaritur i bartjes së HCV në pacientët me HIV është përshkruar në tab. 8.2.

Tabela 8.1 – Dallimet gjeografike në % e të koinfektuarve

	HIV/ HCV koinfeksioni %
Evropë, Australi	25%
Bjellorusi, Ukrainë	70%
Belgjikë, Australi, Gjermani	10-15%
Australi, Britani e Madhe	10-15%
SHBA, popullata e përgjithshme	18-25%
SHBA, të burgosurit	65-70%
Donorët kinezë të gjakut	85%
Tailandë	10%
Afrika Sub-Saharane	Relativisht i ulët

Tabela 8.2 – Risku mesatar i bartjes për HIV, HCV dhe HCV/HIV koinfeksionit

Mënyra e bartjes	HIV	HCV	HCV/HIV koinfektim
Perinatale	7-50%	1-7%	1-20%
Kontakti seksual*	1-3%	<1%	<4%
Shpimi me gjilpërë	0.3%	<1%	Nuk dihet

* risku nga kontakti seksual i referohet ekspozimit kumulativ.

Diagnostikimi i HCV te koinfeksioni me HIV

Prania e HCV mund të konfirmohet me detektimin e antitrupave përmes testeve serologjike. Humbja e këtyre antitrupave nuk do të thotë se infeksioni është shëruar (Cribier 1995). Një ELISA test me rezultate negative për HCV nuk e përjashton HCV te pacientët HIV pozitivë, sidomos te ata me imunodeficiencë të rëndë. Ngritja e nivelit të transaminazave të mëlçisë është dëshmuar të jetë më e ndjeshme në detektimin e infeksionit akut të HCV te pacientët HIV pozitivë, sesa testimi i përsëritur për HCV antritrupat (Thomson 2009). Niveli i viremisë së HCV rritet 8 herë më shpejt te pacientët e koinfektuar me HIV, sesa te ata që kanë vetëm HCV. Përqendrimi më i lartë i HCV viremisë është raportuar te pacientët te të cilët ka pasuar pamjaftueshmëria e melçisë. Monitorimi i rregullt i nivelit të HCV ARN është i obligueshëm të pacientët e koinfektuar me HIV/HCV.

Ecuria e Hepatitit C te pacientët HIV pozitivë

Sipas shumë studimeve prania e infeksionit me HIV e dobëson reagimin imun ndaj Hepatitit C. Çuditërisht, sipas disa studimeve të tjera, edhe pse HIV është i pranishëm, shërimi spontan i HCV mund të ndodhë në 20-30% të pacientëve të sapoinfektuar me HCV (Vogel 2010). Jo pak hulumtime kohorte kanë vërtetuar se në momentin kur zë vend infeksioni kronik i Hepatitit C, pranina e HIV e përshpejton avancimin klinik të Hepatitit C për shkak të mungesës së reagimit kyç të qelizave T - CD4 pozitive ndaj HCV (Danta 2008). Po ashtu, brenda 10-15 vjetësh të infeksionit me HCV, 15-25% e pacientëve të koinfektuar me HIV zhvillojnë cirrozë krahasuar me 2-6% të pacientëve HIV-negativë (Soto 1997). Vdekshmëria për shkak të sëmundjes së avancuar të mëlçisë fillon dhjetë vjet më herët te hemofilikët e koinfektuar sesa te hemofilikët HIV-negativë e me Hepatit C (Darby 1997). Incidenca e karcinomës hepatocelulare gjithashtu është më e lartë te pacientët e koinfektuar me HIV (Giordano 2004).

Efektet e Hepatitit C në infeksionin me HIV

Të dhënat më të reja nga studimi kohort EuroSIDA kanë vlerësuar se nuk ka dallim në rikthimin e numrit të qelizave CD4+ gjatë trajtimit të HIV-pozitivë pacientëve me ose pa infeksion kronik apo të shëruar të Hepatitit C (Rockstroh 2005). Të dhënat nga po ky studim zbuluan se serostatusi, gjenotipi apo niveli i HCV nuk ndikon në rikthimin e qelizave T CD4+ te pacientët HIV-pozitivë me suprimim maksimal të replikimit të HIV.

Efektet e HAART në Hepatitin C

(Highly Active Antiretroviral Therapy- terapia tepër aktive antiretrovirale)

Është e evidencuar se rikthimi i përgjigjes imunologjike të nxitur nga HAART mund ta ngadalësojë rrjedhën e Hepatitit C te pacientët me imunodeficiencë të rëndë nga HIV (Verma 2006,

Vogel 2009b). Sipas disa analizave kohorte, pacientët me HIV/HCV nën terapinë HAART kanë pasur vdekshmëri më të ulët nga çrregullimet e mëlçisë krahasuar me pacientët me terapi nënoptimale, ose fare pa terapi (Qurishi 2003).

European AIDS Clinical Society rekomandon që te pacientët e koinfektuar me HCV terapia antiretrovirale të fillohet herët (kur numri i qelizave CD4+ është midis 350-500/µl te pacientët asimptomatikë). HCV është faktor risku i pavarur në rritjen e aminotransferazave në serum, andaj monitorimi i vazhdueshmëm është më se i nevojshëm.

Trajtimi

Shërimi i Hepatitit C përmes terapisë së kombinuar përmirëson dukshëm prognozën e sëmundjes së mëlçisë dhe në momentin kur eradikimi i HCV është i plotë komplikimet e mëtejshme të mëlçisë vështirë se janë të mundshme. Qëllimi i trajtimit të Hepatitit C është arritja e nivelit të qëndrueshëm negativ të HCV ARN. Interferoni i pegiluar dhe ribavirina paraqesin terapinë standarde te pacientët e koinfektuar. Të dhënat nga hulumtimi PARADIGM, ku u krahasua veprimi i 800 mg kundër 1000/1200 mg ribavirinë plus PEG-IFN te pacientët me HCV/HIV, nuk treguan ndonjë ndryshim sinjifikues midis efikasitetit të të dy dozimeve (Rodriguez-Torres 2009).

Markerët joinvazivë si testet e gjakut, elastografia hepatike paraqesin mënyra të reja në vlerësimin e sëmundjes së mëlçisë te individët e koinfektuar me HIV dhe Hepatit C (Rockstroh 2009b). Kur biopsia e mëlçisë ose testet joinvazive për matjen e fibrozës hepatike (si elastrometria Fibroscan®, Echosense) paraqesin fibrozë të mëlçisë së shkallës së ulët (F0-F1), trajtimi mund të shtyhet pavarësisht nga gjenotipi i HCV. Vlerësimi i fibrozës duhet përsëritur shpesh për të monitoruar ecurinë e sëmundjes.

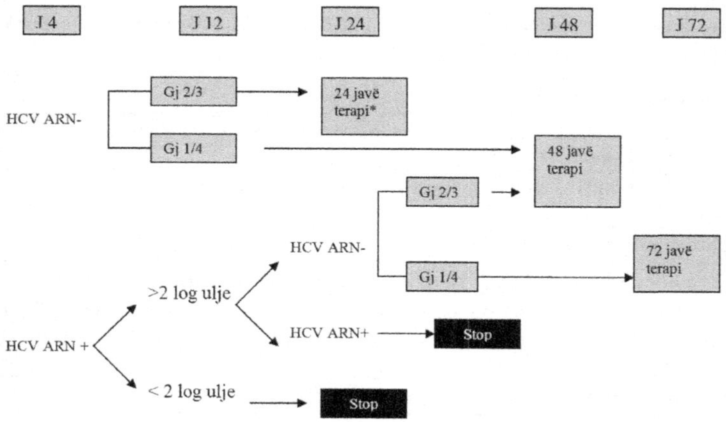

Figura 8.1. Algoritmi për menaxhimin e Hepatitit C te HIV koinfeksioni. Kohëzgjatja optimale e HCV terapisë te pacientët e koinfektuar me HIV/HCV (J: java; Gj: gjenotipi) (modifikuar nga Rockstroh 2009a).

* Te pacientët me ngarkesë virale bazë (< 400, 000 IU/l) dhe fibrozë mininale të mëlçisë.

Nëse Hepatiti C kronik detekohet herët në rrjedhën e infeksionit me HIV (para nisjes së HAART), këshillohet të niset terapia e Hepatitit C kronik. Mirëpo, nëse pacienti i koinfektuar ka imunodeficiencë të theksuar (CD4+ <200 cells/ml), atëherë së pari jepet HAART për të përmirësuar numrin e qelizave CD4+, e mëpastaj fillohet me terapinë e HCV. Pacientët me CD4+ > 25% kanë më shumë gjasa të arrijnë PQV sesa ata me përqindje më të ulët (Opravil 2008). Nëse HCV ARN nuk arrin të ulet së paku 2 log_{10} nga niveli bazik deri në javën e 12, trajtimi duhet ndërprerë. Rekomandimet e fundit europiane për incimin e trajtimit me PEG-IFN dhe ribavirinë për pacientët e koinfektuar me HIV/HCV janë të paraqitura në fig. 8.1.

Tabela 8.3 – Procedurat diagnostike për Hepatitin C te koinfeksioni me HIV (adaptuar nga Rockstroh 2008)

Diagnoza e Hepatitit C
HCV Ab (pozitve 1-5 muaj pas infeksionit, rrallë mund të humben nga imunosupresioni)
Niveli i HCV ARN* (faktor prognostik për reagimin ndaj terapisë, e jo për progredimin e sëmundjes)
Statusi i dëmtimit të mëlçisë
Shkalla e fibrozës (Fibroscan®, biopsia e mëlçisë, fibromarkerët e serumit**)
Funksioni sintetik i mëlçisë (koagulimi, proteinat, albuminat, kolinesteraza CHE)
Ultrazëri dhe AFP, çdo 6 muaj te pacientët me cirrozë (pas dg. të cirrozës bëhet gastroskopia çdo 1-2 vjet)
Përpara trajtimit të HCV
Gjenotipi i HCV dhe HCV ARN në serum
Autoantitrupat (ANA, SMA, ANCA dhe LKM1***)
TSH, autoantitrupat e tiroidesë
Monitorimi i trajtimit të HCV
Pasqyra diferenciale e gjakut dhe enzimet e mëlçisë, çdo 2-4 javë
HCV ARN në javën e 4 (për ta vlerësuar reagimin e shpejtë virologjik), javën 12, 24, 48, (72) dhe pas 24 jave të ndërprerjes së HCV terapisë
Numri i CD4+, çdo 12 javë
TSH, çdo 12 javë

* Ngarkesa e ulët virale e definuar më pak se 400, 000 IU/L kur aplikohet PEG-IFN+RBV; nuk ka formulë strandarde që e shndërron sasinë e HCV ARN e shprehur në IU në numër të kopjeve/ml. Faktori i konvertimit është diku 1-5 kopje të HCV ARN për IU.

** Fibromarkerët e serumit janë: APRI, FIB-4, acidi hialuronik, Fibrometri, Fibrotesti, Forns, Hepascore etj; testet më komplekse si Fibrometria, Fibrotesti dhe Hepascore janë treguar më të saktë në parashikimin e fibrozës sesa testet e thjeshta biokimike si APRI, FIB-4 ose Forns.

***Pacientët pozitivë në anti-LKM ose ANA homogjene duhet të testohen nëse njëkohësisht kanë edhe hepatit autoimun, sidomos nëse niveli i ALT rritet gjatë trajtimit.

Tabela 8.4 – Klasifikimi dhe intervenimet te pacientët e koinfektuar me HCV/HIV, të cilët nuk reagojnë dhe kanë relapse me terapinë e bazuar në IFN

Kategoria	Nëngrupi	Intervenimi i rekomanduar
Terapia nënoptimale	1.Terapitë nënoptimale - monoterapia me interferon - doza të ulta të ribavirinës - terapi afatshkurtër	Ritrajtimi me terapinë e kombinuar PEG-IFN + ribavirinë me dozë sipas peshës trupore.
	2. Toksicitetet kufizuese & Komplianca e dobët	Terapi shtesë (SSRI, paracetamol/ NSAID*, faktorë hemopoetikë të rritjes**, mbështjetja për kompliancë adekuate)
Terapia optimale me reagim të dështuar virologjik	1. Relaps (HCV ARN negative në fund të trajtimit)	Ritrajtimi me terapi të kombinuar PEG-IFN+ RBV me dozë sipas peshës trupore (konsidero kohëzgjatje më të gjatë të trajtimit)
	2. Mospërgjigje (HCV ARN asnjëherë negative gjatë trajtimit)	Të priten antiviralët e rinj derisa të aprovohet përdorimi i tyre

*NSAID (non-steroidal anti-inflammatory drugs), barnat jo-steriode anti-inflamatore; PEG, polietilen glikol; SSRI (selective serotonin reuptake inhibitors), inhibitorët selektivë të rimarrjes së serotoninës.

**Sipas të dhënave, përdorimi i faktorëve të rritjes hemopoetike te pacientët me koinfeksion HIV/HCV përmirëson cilësinë e jetës, por jo efikasitetin antiviral; në Evropë trajtimi me keta faktorë përshkruhet i pa-aprovuar për këtë indikacion.

Dhënia e antiretroviralëve gjatë terapisë së hepatitit C

Përdorimi i didanozinës është i shoqëruar me risk të zhvillimit të acidozës laktike dhe dekompensimit hepatik te pacientët me cirrozë të mëlçisë, edhe pëprara fillimit të terapisë PEG-IFN/ RBV (Mauss 2004). Madje edhe përdorimi i AZT (azidothymidine) dhe d4T diskurajohet kurdo që është e mundshme, për shkak të toksicitetit të pritshëm. Pacientët me atazanivir mund të kenë ikter, si pasojë e rritjes së nivelit total të bilirubinës, menjëherë pas fillimit së terapisë me ribavirinë (Rodriguez-Novoa 2008). Roli i abacavirit në këtë drejtim ende nuk dihet, por sipas disa studimeve suksesi është i ulët edhe me të (Bani-Sadr 2007).

Tab. 8.4. i ka të përmbledhura intervenimet e mundshme për pacientët e koinfektuar me HCV/HIV, të cilët nuk reagojnë dhe kanë relapse me terapinë e bazuar në IFN (Rockstroh 2008 and 2009a).

Hulumtimet ende të paverifikuara në trajtimin e infeksionit akut të HCV te pacientët me HIV kanë rezultuar me PQV mbi 60% gjatë monoterapisë me PEG-IFN ose terapisë së kombinuar PEG-IFN+ RBV brenda 24-48 javë. Nivelet e HCV ARN në javën e 4 dhe 12 mund ta përcaktojnë kohëzgjatjen e trajtimit.

Transplantimi i mëlçisë te pacientët e koinfektuar me HIV/ HCV

Sipas rekomandimeve të konsensusit evropian, prania e variceve ezofageale te pacientët me cirrozë të mëlçisë duhet kontrolluar çdo 1-2 vjet, me anë të endoskopisë së traktit gastro-intestinal të sipërm; po ashtu ultrazëri i mëlçisë dhe përcaktimi i α-fetoproteinës në serum duhet bërë çdo 6 muaj te pacientët me fibrozë të shkallës F3/ F4 (Alberti 2005).

Që pacientët të jenë të përshtatshëm për transplantim të mëlçisë, ata ose duhet të mos kenë nivel të detektueshëm të HIV viremisë (< 40 kopje/ml) ose të paktën të kenë mundësi të mirë të kontrollimit të infeksionit me HIV pas transplantimit të mëlçisë. Kontraindikacionet për transplantim janë sëmundjet oportune, të abuzuarit me alkool ose droga, metastazat e HCC në organe të tjera, sëmundjet sekonadare malinje, sëmundjet kardiopulmonale dhe mosha e vjetër që rrezikon të mos e përballojë operacionin.

Sa i përket imunosupresionit pas transplantimit, është me rëndësi të ceket se ka ndërveprime kritike farmakokinetike midis imunosupresantëve kyçë si tacrolimus ose cyclosporina A dhe HIV antiretroviralëve. Përcaktimi i nivelit të antiretroviralëve në plazmë është i nevojshëm. Zakonisht, dozat e ciklosporinës A dhe tacrolimusit duhet të reduktohen nëse pacienti në të njëjtën kohë trajtohet me inhibitorë të proteazës, sidomos me ritonavir (Vogel 2004). Ndërkaq, barnat NNRTI mund t'i ulin përqendrimet e imunosupresantëve. Terapia e kombinuar e interferonit të pegiluar me ribavirinë duket se është opcioni më i mirë i menaxhimit 1-3 muaj pas transplantimit të mëlçisë, nëse ri-infeksioni me virusin e Hepatitit C detektohet.

Përfundim

Hepatotoksiciteti i shprehur i HAART dhe i ndërverprimeve të HAART me ribavirinë e bëjnë të qartë nevojën e strategjive të reja terapeutike te pacientët e koinfektuar me HIV dhe virus të Hepatitit C.

9. Menaxhimi i koinfeksionit të HBV/ HCV

Carolynne Schwarze-Zander dhe Jürgen Kurt Rockstroh

Epidemiologjia

Për shkak të mënyrave të përbashkëta të bartjes, koinfeksioni me HBV dhe HCV nuk është i rrallë te individët e vendeve endemike të HBV, me risk të lartë edhe për infeksione të tjera parenterale, si injektuesit e drogave (Pallas 1999), pacientët në hemodializë (Reddy 2005), marrësit e transplanteve (Aroldi 2005) dhe individët HIV-pozitivë (Zhou 2007). Në mungesë të studimeve gjithëpërfshirëse, numri i saktë i pacientëve të koinfektuar me HBV dhe HCV nuk dihet. Infeksioni i dyfishtë HBV/HCV te i njëjti individ mund të jetë prej 9- 30% varësisht nga rajoni gjeografik (Zarski 1998, Liaw 1995); edhe pse këto shifra mund të jenë jo aq të vërteta për shkak të formave okulte të infeksionit me HBV (pacientët me HbsAg negativë, por HBV ADN pozitivë) te pacientët me hepatit kronik C (Cacciola 1999).

Depistimet

Personat që prezentohen për herë të parë me hepatit akut duhet të kontrollohen për të gjithë shkaktarët viralë, duke përfshirë HBV dhe HVC (shih kap.3 për hepatitin C). Disa pacientë mund të inokulohen në të njëjtën kohë me të dy virusët dhe të përjetojnë hepatit akut për shkak të të dy viruseve. Superinfeksioni ku infeksioni me njërin virus ndodh mbi infeksionin me virusin tjetër është i mundshëm (Liaw 2004, Liaw 2000, Liaw 2002).

Episodat e hepatitit akut te pacientët me infeskion të ditur kronik të HBV ose HCV duhet të nxisin dyshimin për superinfeksion. Po ashtu, te pacientët me Hepatit C kronik duhet bërë përjashtimi i infeksionit okult me virusin e Hepatitit B, nëse ka indikacion klinik.

Ndërveprimet virale

Profilet virologjike të të dy viruseve mund të jenë të ndryshme te pacientët e koinfektuar (Raimondo 2006). Infeksioni i HCV mund ta ndalë replikimin e HBV, është treguar se pacientët e koinfektuar me HBV/HCV kanë nivel më të ulët të HBV ADN, aktivitet më të ulët të HBV ADN-polimerazës dhe ulje të HbsAg dhe core antigjenit të HBV në mëlçi (Chu 1998). Madje pacientët me infeksion kronik të HBV të superinfektuar me HCV mund të krijojnë antitrupa kundër HbsAg (Liaw 1994, Liaw 1991). Edhe HBV mund ta ndalë replikimin e HCV (Sato 1994). Replikimi i HBV ADN është treguar se korelon me nivele të ulura të HCV ARN te pacientët e koinfektuar (Zarksi 1998). Inhibimi reciprok i të dy viruseve në njëri-tjetrin mund të ndodhë (Jardi 2001). Sipas Liaw (1995) ose vetëm njëri prej viruseve dominon, ose mund të kenë inhibim simultan ndaj njëri-tjetrit, ose dominojnë me rend. Të dy virusët kanë aftësi të indukojnë serokonvertim në antitrupat e virusit tjetër. Kronologjia e infeksionit mund të ndihmojë në përcaktimin e virusit dominant. Megjithatë, efekti i përgjithshëm duket se është suprimimi i HBV nga HCV (Liaw 2001).

Koinfeksioni akut simultan me HBV dhe HCV haset rrallë, mirëpo interaksioni i HBV dhe HCV mendohet të jetë i njëjtë si te infeksioni kronik. Te infeksioni akut i HBV dhe HCV vonon detektimi i HbsAg dhe HbsAg antigjenemia është më e shkurtër sesa te pacientët me infeksion akut vetëm me HBV (Mimms 1993). Te disa pacientë haset ngritje bifazike e alaninë-aminotransferazës (ALT) (Alberti 1995).

Superinfeksioni me HCV është i shpeshtë në vendet endemike për HBV, si në Azi p.sh. (Liaw 2002, Liaw 2004), dhe mund të rezultojë në ndaljen e replikimit të HBV dhe në përfundimin e statusit HbsAg-bartësve.

Hulumtimet afatgjata kanë përshkruar nivel më të lartë të cirrozës dhe karcinomës hepatocelulare te pacientët e superinfektuar. Hepatiti fulminant ishte i pranishëm më shumë te pacientët me infeksion bazë me virusin e Hepatitit B sesa te ata pa HBV (23% vs. 3%) (Chu 1999, Chu 1994).

Superinfeksioni me HBV është më i rrallë te pacientët e infektuar me HCV dhe shumë pak të dhëna ka në këtë drejtim. Superinfeksioni me HBV mund ta suprimojë HCV (Liaw 2000; Wietzke 1999). Ky superinfeksion mund të shoqërohet me përkeqësim akut të funksionit hepatik te pacientët me HCV kronik dhe risku për hepatit fulminat mund të rritet (Sagnelli 2002).

Infeksioni okult me HBV është identifikuar deri në 50% të pacientëve me Hepatit C kronik. Ndikimi i këtij infeksioni të fshehtë në rezultatet e trajtimit të HCV është i mundshëm (Zignego 1997, Fukuda 2001, Sagnelli 2001). Infeksioni me HCV dhe infeksion okult të HBV është shoqëruar me nivel më të lartë të ALT, indeks më të lartë të aktivitetit histologjik dhe progredim më të shpeshtë të sëmundjes në cirrozë (Fukuda 1999, Cacciola 1999, Sagnelli 2001).

Pacientët me **hepatit kronik** dhe me nivele të detektueshme të HBV ADN dhe HCV ARN janë më së shumti të rrezikuar për të kaluar në cirrozë dhe dekompensim hepatik. Andaj, këta pacientë duhet konsideruar për trajtim (tab. 9.1). Infeksioni aktiv i HCV (HCV ARN +) te infeksioni pasiv i HBV (HbsAg+/ HBV ADN-) sillet sikur të ishte i vetëm. Ka mundësi që edhe infeksioni aktiv i HBV (HBV ADN+) te pacientët me infeksion pasiv ose të mëhershëm të HCV (HCV ARN-/ antiHCV+) të sillet po ashtu si të ishte vetëm. Kjo e fundit është më e rrallë dhe mund të paraqesë suprimimin që HBV i bën HCV.

Tabela 9.1 – Profilet imunologjike te të koinfektuarit HBV/HCV me hepatit kronik

	HBV dhe HCV aktiv	HBV okult te HCV kronik aktiv	HCV aktiv të bartësit e HbsAg
HbsAg	+	-	+
HBV ADN	+	+	-
Anti-HCV	+	+	+
HCV ARN	+	+	+

Cirroza dhe **dekompensimi hepatik** hasen shumë më shpesh të pacientët e koinfektuar HBV/HVC se te ata të infektuar vetëm me HBV (Fong 1991) ose vetëm me HCV (Mohamed Ael 1997). Incidenca e **karcinomës hepatocelulare** (HCC) është tri herë më shumë te të koinfektuarit sesa te ata me HBV dhe dy herë më shumë te ata me HCV. Rreziku kumulativ i zhvillimit të HCC pas 10 vjetësh është 45% te të koinfektuarit, krahasuar me rrezikun 16% te pacientët me HBV dhe 28% te pacientët me HCV (Chiaramonte 1999).

Pacientët e koinfektuar me HBV/HCV duhet t'i bëjnë ekzaminimet rutinë për HCC, ultrazërin e mëlçisë, përcaktimin e α-fetoproteinës në serum, më së paku çdo 6 muaj.

Trajtimi

Në përgjithësi, rekomandimet e trajtimit për pacientët e monoinfektuar duhet të aplikohen edhe te pacientët e koinfektuar. Sikurse te monoinfeksionet me HBV ose HCV, trajtimi i pacientëve të koinfektuar duhet të fillohet të pacientët me hepatit kronik aktiv ose me cirrozë përpara dekompensimit hepatik. Për shkak të profileve të ndryshme virologjike të HBV/ HCV koinfeksionit, është me rëndësi të përcakotet virusi dominant përpara se të fillohet me terapi. Studimet e trajtimit të koinfeksionit të HBV me HCV janë rishqyrtuar te (Crockett 2005) dhe (Chu 2008).

Te pacientët e koinfektuar trajtimi fillohet kur përmbushen kriteret për trajtimin standard të HBV ose të HCV monoinfeksionit (shih kap.4 dhe 5 për HCV terapinë). Te të koinfektuarit me dominim të HCV terapia IFN plus ribavirinë është mirë e studiuar dhe është dëshmuar si efikase. Megjithatë, PEG-IFN është trajtimi standard te pacientët me HCV (Potthoff 2008, Senturk 2008, Liu 2009). Kombinimi i PEG-IFN α-2b plus ribavirinë ka nxitur përgjigje të qëndrueshme ndaj HCV ARN në 93% të pacientëve të koinfektuar (88% te gjenotipi 1 dhe 100% te gjenotipet 2, 3) (Potthoff 2008).

Te pacientët me dominim të HBV, IFN +/- inhibitori i HBV polimerazës është një mundësi e trajtimit. Deri më tani shumica e të dhënave janë për lamivudinën dhe ka shumë pak përvojë me agjentët e tjerë anti-HBV. Studimet e ardhshme duhet të vlerësojnë sigurinë, efikasitetin e terapisë antivirale me PEG-IFN, ribavirinë në kombinim me analogët e rinj të nukleozideve apo nukleotideve si adefovir, entecavir, telbivudin dhe tenofovir.

Trajtimi i suksesshëm i virusit dominant i heq suprimimin virusit tjetër, duke e përkeqësuar sëmundjen e mëlçisë (Yalcin 2003), andaj duhet pasur shumë kujdes gjatë terapisë.

Përfundim

Nuk ka trajtim standard për pacientët e koinfektuar me HBV/HCV. Vendimi për trajtim merret pasi të jetë identifikuar virusi dominant. Studimet e fundit rekomandojnë se te pacientët me replikim dominant të HCV terapia e zgjedhjes së parë duhet te jetë PEG-IFN plus ribavirinë. Pacientët me infeksion dominant të HBV duhet të trajtohen ose vetëm me analogë të nukleozideve apo nukleotideve ose në kombinim me PEG-IFN dhe ribavirinë. Kujdes të veçantë duhet pasur gjatë trajtimit të pacientëve të koinfektuar, meqë infeksioni me virusin e patrajtuar mund të përkeqësohet.

10. Referencat

Afdhal N, O'Brien C, Godofsky E. Valopicitabine alone or with PEG-interferon/ribavirin retreatment in patients with HCV-1 infection and prior non-reponse to PEGIFN/RBV: One-year results. J Hepatol 2007;46:S5.

Afdhal NH, Dieterich DT, Pockros PJ, et al. Epoetin alfa maintains ribavirin dose in HCV-infected patients: a prospective, double-blind, randomized controlled study. Gastroenterol 2004;126:1302-11.

Afdhal NH, McHutchison JG, Zeuzem S, et al. Hepatitis C pharmacogenetics: state of the art in 2010. Hepatology 2011; 53:336-45.

Agnello V, Abel G, Elfahal M, et al. Hepatitis C virus and other Flaviviridae viruses enter cells via low-density lipoprotein receptor. Proc Natl Acad Sci USA 1999;96:12766-71.

Ahmed-Belkacem A, Ahnou N, Barbotte L, et al. Silibinin and related compounds are direct inhibitors of hepatitis C virus RNA-dependent RNA polymerase. Gastroenterol 2010;138:1112-22.

Akuta N, Suzuki F, Hirakawa M, et al. Amino acid substitution in hepatitis C viurs core region and genetic variation near the interleukin 28B gene predict viral response to telaprevir with peginterferon and ribavirin. Hepatol 2010;52:421-429.

Alberti A, Clumeck N, Collins S, et al. ECC Jury. Short statement of the first European Consensus Conference on the treatment of chronic hepatitis B and C in HIV co-infected patients. J Hepatol 2005;42:615-24.

Alberti A, Pontisso P, Chemello L, et al. The interaction between hepatitis B virus and hepatitis C virus in acute and chronic liver disease. J Hepatol 1995;22:38-41.

Ali S, Leveque V, Le Pogam S, et al. Selected replicon variants with low-level in vitro resistance to the hepatitis C virus NS5B polymerase inhibitor PSI-6130 lack cross-resistance with R1479. Antimicrob Agents Chemother 2008;52:4356-69.

Alter MJ, Kruszon-Moran D, Nainan OV, et al. The prevalence of hepatitis C virus infection in the United States, 1988 through 1994. N Engl J Med 1999;341:556-62.

Anonymous. Boceprevir. Drugs R D 2010;10:203-10.

Anonymous. Hepatitis C: RKI-Ratgeber Infektionskrankheiten. Epidemiologisches Bulletin 2004;17:141-5.

Antonelli A, Ferri C, Pampana A, et al. Thyroid disorders in chronic hepatitis C. Am J Med 2004;117:10-13.

Aroldi A, Lampertico P, Montagnino G, et al. Natural history of hepatitis B and C in renal allograft recipients. Transplantation 2005;79:1132-6.

Ascione A, De Luca M, Tartaglione MT, Lampasi F, Di Costanzo GG, Lanza AG et al. Peginterferon alfa-2a plus ribavirin is more effective than peginterferon alfa-2b plus ribavirin for treating chronic hepatitis C virus infection. Gastroenterol 2010;138:116-22.

Bacon BR, Gordon SC, Lawitz E, et al. HCV respond-2 final results: high sustained virologic response among genotype 1 previous non-responders and relapsers to peginterferon/ribavirin when re-treated with boceprevir plus pegintron (pegintron alfa-2b) / ribavirin. Hepatol 2010a;52:S430.

Bacon BR, Shiffman ML, Lim JK, et al. Phase 2 randomized, double-blind, placebo-controlled study of nitazoxanide plus peginterferon and ribavirin in HCV genotype 1 naive patients: week 12 sustained virologic response rate. J Hepatol 2010b;52:S463.

Bani-Sadr F, Denoeud L, Morand P, et al and the Agence Nationale pour la Recherche contre le SIDA et les Hépatites Virales HC02-Ribavic Study Team. Early virologic failure in HIV-coinfected hepatitis C patients treated with the peginterferon-ribavirin combination: does abacavir play a role? J Acquir Immune Defic Syndr 2007;45:123-5.

Bartenschlager R, Frese M, Pietschmann T. Novel insights into hepatitis C virus replication and persistence. Adv Virus Res 2004;63:71-180.

Beaulieu PL. Non-nucleoside inhibitors of the HCV NS5B polymerase: progress in the discovery and development of novel agents for the treatment of HCV infections. Curr Opin Investig Drugs 2007;8:614-34.

Benhamou Y, Moussalli J, Ratziu V, et al. Activity of telaprevir monotherapy or in combination with peginterferon-alfa-2a and ribavirin in treatment-naive genotype 4 hepatitis-C patients: final results of study C210. Hepatol 2010;52:S719.

Berg T, Kronenberger B, Hinrichsen H, Gerlach T, Buggisch P, Herrmann E, et al. Triple therapy with amantadine in treatment-naive patients with chronic hepatitis C: a placebo-controlled trial. Hepatology 2003;37:1359-67.

Berg T, von Wagner M, Nasser S, et al. Extended treatment duration for hepatitis C virus type 1: comparing 48 versus 72 weeks of peginterferon-alfa-2a plus ribavirin. Gastroenterol 2006;130:1086-97.

Berg T, Weich V, Teuber G, et al. Individualized treatment strategy according to early viral kinetics in hepatitis C virus type 1-infected patients. Hepatology 2009;50:369-77.

Bevilacqua E, Fabris A, Floreano P, et al and the EPHN collaborators. Genetic factors in mother-to-child transmission of HCV infection. Virology 2009;Jul 20;390:64-70.

Bonaccorso S, Marino V, Puzella A, et al. Increased depressive ratings in patients with hepatitis C receiving interferon-alpha-based immunotherapy are related to interferon-alpha-induced changes in the serotonergic system. J Clin Psychopharmacol 2002;22:86-90.

Bowden DS, Berzsenyi MD. Chronic hepatitis C virus infection: genotyping and its clinical role. Future Microbiol 2006;1:103-12.

Brainard DM, Petry A, Van Dyck K, et al. Safety and antiviral activity of MK-5172, a novel HCV NS3/4A protease inhibitor with potent activity against known resistance mutants, in genotype 1 and 3 HCV-infected patients. Hepatol 2010;52:S706.

Broers B, Helbling B, Francois A, Schmid P, Chuard C, Hadengue A, Negro F. Barriers to interferon-alpha therapy are higher in intravenous drug users than in other patients with acute hepatitis C. J Hepatol 2005;42:323-28.

Bruchfeld A, Lindahl K, Schvarcz R, Stahle L. Dosage of ribavirin in patients with hepatitis C should be based on renal function: a population pharmacokinetic analysis. Ther Drug Monit 2001;24:701-08.

Bukh J, Miller RH, Purcell RH. Biology and genetic heterogeneity of hepatitis C virus. Clin Exp Rheumatol 1995; Suppl 13:S3-7.

Buti M, Lurie Y, Zakharova NG, et al. Extended Treatment Duration in Chronic Hepatitis C Genotype 1-Infected Slow Responders: Final Results of the Success Study. J Hepatol 2009;50:S58-S58.

Cacciola I, Pollicino T, Squadrito G, et al. Occult hepatitis B virus infection in patients with chronic hepatitis C liver disease. N Engl J Med 1999;341:22-6.

Cacoub P, Poynard T, Ghillani P, et al and the MULTIVIRC group. Extrahepatic manifestations of chronic hepatitis C. Arthritis Rheum 1999;42:2204-12.

Cacoub P, Renou C, Rosenthal E, et al. Extrahepatic manifestations associated with hepatitis C virus infection. A prospective multicenter study of 321 patients. Groupe d' Etude et de Recherche en Medicine Interne et Maladies Infectieuses sur le Virus de l'Hepatite C. Medicine 2000;79:47-56.

Calleja JL, Albillos A, Moreno-Otero R, et al. Sustained response to interferon-alpha or to interferon-alpha plus ribavirin in hepatitis C virus-associated symptomatic mixed cryoglobulinaemia. Aliment Pharmacol Ther 1999;13:1179-86.

Capuron L, Ravaud A, Neveu PJ, Miller AH, Maes M, Dantzer R. Association between decreased serum tryptophan concentrations and depressive symptoms in cancer patients undergoing cytokine therapy. Mol Psychiatry 2002;7:468-73.

Chevaliez S, Bouvier-Alias M, Brillet R, Pawlotsky JM. Overestimation and underestimation of hepatitis C virus RNA levels in a widely used real-time polymerase chain reaction-based method. Hepatol 2007;46:22-31.

Chiaramonte M, Stroffolini T, Vian A, et al. Rate of incidence of hepatocellular carcinoma in patients with compensated viral cirrhosis. Cancer 1999;85:2132-7.

Child CGI, Turcotte JG. Surgery and Portal Hypertension. In: Child CGI, ed. The Liver and portal hypertension. Philadelphia: WB Saunders; 1964:50-64.

Chu CJ and Lee SD Hepatitis B virus/hepatitis C virus coinfection: epidemiology, clinical features, viral interactions and treatment. J Gastroenterol Hepatol 2008;23:512-20.

Chu CM, Sheen IS, Liaw YF The role of hepatitis C virus in fulminant viral hepatitis in an area with endemic hepatitis A and B. Gastroenterology 1994;107:189-95.

Chu CM, Yeh CT, Liaw YF. Fulminant hepatic failure in acute hepatitis C: increased risk in chronic carriers of hepatitis B virus. Gut 1999;45:613-7.

Chu CM, Yeh CT, Liaw YF. Low-level viremia and intracellular expression of hepatitis B surface antigen (HBsAg) in HBsAg carriers with concurrent hepatitis C virus infection. J Clin Microbiol 1998;36:2084-6.

Chu CM, Yeh CT, Liaw YF. Fulminant hepatic failure in acute hepatitis C: increased risk in chronic carriers of hepatitis B virus. Gut 1999;45:613-7.

Colin C, Lanoir D, Touzet S, et al. Sensitivity and specificity of third-generation hepatitis C virus antibody detection assays: an analysis of the literature. J Viral Hepat 2001;8:87-95.

Cooper C, Lawitz E, Ghali P, et al. Antiviral activity of the non-nucleoside polymerase inhibitor, VCH-759, in chronic hepatitis C patients: Results from a randomized, double-blind, placebo-controlled, ascending multiple dose study. Hepatol 2007;46:S864.

Cornberg M, Hadem J, Herrmann E, et al. Treatment with daily consensus interferon (CIFN) plus ribavirin in non-responder patients with chronic hepatitis C: a randomized open-label pilot study. J Hepatol 2006;44:291-301.

Cornberg M, Wedemeyer H, Manns MP. Treatment of chronic hepatitis C with PEGylated interferon and ribavirin. Curr Gastroenterol Rep 2002;4:23-30.

Craxì A, Laffi G, Zignego AL. Hepatitis C virus (HCV) infection: a systemic disease. Mol Aspects Med 2008;29:85-95.

Cribier B, Rey D, Schmitt C, et al. High hepatitis C viremia and impaired antibody response in patients coinfected with HIV. AIDS 1995;9:1131-36.

Crockett SD and Keeffe EB Natural history and treatment of hepatitis B virus and hepatitis C virus coinfection. Ann Clin Microbiol Antimicrob 2005;4:13.

Dalgard O, Bjoro K, Hellum KB, et al. Treatment with pegylated interferon and ribavarin in HCV infection with genotype 2 or 3 for 14 weeks: a pilot study. Hepatol 2004;40:1260-65.

Dalgard O, Bjoro K, Ring-Larsen H, et al. Pegylated interferon alfa and ribavirin for 14 versus 24 weeks in patients with hepatitis C virus genotype 2 or 3 and rapid virological response. Hepatol 2008;47:35-42.

Danta M, Brown D, Bhagani S, et al. Recent epidemic of acute hepatitis C virus in HIV-positive men who have sex with men linked to high-risk sexual behaviours. AIDS 2007;21:983-91.

Danta M, Semmo N, Fabris P, et al. Impact of HIV on host-virus interactions during early hepatitis C virus infection. J Infect Dis 2008;197:1558-66.

Darby SC, Ewart DW, Giangrande PL, et al. Mortality from liver cancer and liver disease in haemophilic men and boys in UK given blood products contaminated with hepatitis C. Lancet 1997;350:1425-31.

Davis GL, Balart LA, Schiff ER, et al. Treatment of chronic hepatitis C with recombinant interferon alfa. A multicenter randomized, controlled trial. Hepatitis Interventional Therapy Group. N Engl J Med 1989;321:1501-6.

Davis GL, Wong JB, McHutchison JG, Manns MP, Harvey J, Albrecht J. Early virologic response to treatment with peginterferon alfa-2b plus ribavirin in patients with chronic hepatitis C. Hepatology 2003;38:645-52.

de Ledinghen V, Trimoulet P, Mannant PR, et al. Outbreak of hepatitis C virus infection during sclerotherapy of varicose veins: long-term follow-up of 196 patients (4535 patient-years). J Hepatol 2007;46:19-25.

Deterding K, Gruener N, Wiegand J, et al. Early Versus Delayed Treatment of Acute Hepatitis C: The German Hep-Net Acute Hcv-Iii Study - a Randomized Controlled Trial. J Hepatol 2009;50:S380-S380.

Di Bisceglie AM, Martin P, Kassianides C, et al. Recombinant interferon alfa therapy for chronic hepatitis C. A randomized, double-blind, placebo-controlled trial. N Engl J Med 1989;321:1506-10.

Di Bisceglie AM, Shiffman ML, Everson GT, et al. Prolonged therapy of advanced chronic hepatitis C with low-dose peginterferon. N Engl J Med 2008;359:2429-41.

Dieperink E, Willenbring M, Ho SB. Neuropsychiatric symptoms associated with hepatitis C and interferon alpha: A review. Am J Psychiatry 2000;157:867-76.

Dumortier J, Scoazec JY, Chevallier P, Boillot O. Treatment of recurrent hepatitis C after liver transplantation: a pilot study of peginterferon alfa-2b and ribavirin combination. J Hepatol 2004;40:669-74.

Duvet S, Op de Beeck A, Cocquerel L, et al. Glycosylation of the hepatitis C virus envelope protein E1 occurs posttranslationally in a mannosylphosphoryldolichol-deficient CHO mutant cell line. Glycobiology 2002;12:95-101.

Egger D, Wölk , Gosert R, et al. Expression of hepatitis C virus proteins induce distinct membrane alterations including candidate viral replication complex. J Virol 2002;76:5974-84.

Erhardt A, Deterding K, Benhamou Y, et al. Safety, pharmacokinetics and antiviral effect of BILB 1941, a novel hepatitis C virus RNA polymerase inhibitor, after 5 days oral treatment. Antivir Ther 2009;14:23-32.

Evans MJ, von Hahn T, Tscherne DM, et al. Claudin-1 is a hepatitis C virus co-receptor required for a late step in entry. Nature 2007;446:801-05.

Everson GT. Treatment of chronic hepatitis C in patients with decompensated cirrhosis. Rev Gastroenterol Disord 2004;4:S31-38.

Fabrizi F, Lunghi G, Messa P, Martin P. Therapy of hepatitis C virus-associated glomerulonephritis: current approaches. J Nephrol 2008;21:813-825.

Fattovich G, Giustina G, Favarato S, Ruol A. A survey of adverse events in 11,241 patients with chronic viral hepatitis treated with alfa interferon. J Hepatol 1996;24:38-47.

Fellay J, Thompson AJ, Ge D, et al. ITPA gene variants protect against anaemia in patients treated for chronic hepatitis C. Nature 2010;464:405-8.

Ferenci P, Laferl H, Scherzer TM, et al. Peginterferon alfa-2a and ribavirin for 24 weeks in hepatitis C type 1 and 4 patients with rapid virological response. Gastroenterol 2008;135:451-58.

Ferenci P, Scherzer TM, Kerschner H, et al. Silibinin is a potent antiviral agent in patients with chronic hepatitis C not responding to pegylated interferon/ribavirin therapy. Gastroenterol 2008;135:1561-7.

Ferri C, Antonelli A, Mascia MT, et al. B cells and mixed cryoglobulinemia. Autoimmun Rev 2007;7:114-20.

Ferri C, Sebastiani M, Guiggiolo D, et al. Mixed cryoglobulinaemia: demographic, clinical, and serologic features and survival in 231 patients. Semin Arthritis Rheum 2004;33:355-74.

Flisiak R, Feinman SV, Jablkowski M, et al. The cyclophilin inhibitor Debio 025 combined with PEG IFN alpha 2a significantly reduces viral load in treatment-naive hepatitis C patients. Hepatol 2009;49:1460-8.

Flisiak R, Horban A, Gallay P, et al. The cyclophilin inhibitor Debio-025 shows potent anti-hepatitis C effect in patients coinfected with hepatitis C and human immunodeficiency virus. Hepatol 2008;47:817-26.

Fong TL, Di Bisceglie AM, Waggoner JG, et al. The significance of antibody to hepatitis C virus in patients with chronic hepatitis B. Hepatology 1991;14:64-7.

Forestier N, Reesink HW, Weegink CJ, et al. Antiviral activity of telaprevir (VX-950) and peginterferon alfa-2a in patients with hepatitis C. Hepatol 2007;46:640-8.

Forns X, Garcia-Retortillo M, Serrano T, et al. Antiviral therapy of patients with decompensated cirrhosis to prevent recurrence of hepatitis C after liver transplantation. J Hepatol 2003;39:389-96.

Forton DM, Taylor-Robinson SD, Thomas HC. Cerebral dysfunction in chronic hepatitis C infection. J Viral Hepat 2003;10:81-6.

Foster GR, Hezode C, Bronowicki JP, et al. Activity of telaprevir alone or in combination with peginterferon-alfa-2a and ribavirin in treatment-naive genotype 2 and 3 hepatitis-C patients: final results of study C209. J Hepatol 2010;52:S27.

Fried M, Shiffman M, Reddy R, et al. Peginterferon alfa-2a plus ribavirin for chronic hepatitis C virus infection. N Engl J Med 2002;347:975-82.

Fried MW, Shiffman ML, Reddy KR, et al. Peginterferon alpha-2a plus ribavirin for chronic hepatitis C virus infection. N Engl J Med 2002;347:975-82.

Fukuda R, Ishimura N, Hamamoto S, et al. Co-infection by serologically-silent hepatitis B virus may contribute to poor interferon response in patients with chronic hepatitis C by down-regulation of type-I interferon receptor gene expression in the liver. J Med Virol 2001;63:220-7.

Fukuda R, Ishimura N, Niigaki M, et al. Serologically silent hepatitis B virus coinfection in patients with hepatitis C virus-associated chronic liver disease: clinical and virological significance. J Med Virol 1999;58:201-7.

Gane EJ, Roberts SK, Stedman CA, et al. Oral combination therapy with a nucleoside polymerase inhibitor (RG7128) and danoprevir for chronic hepatitis C genotype 1 infection (INFORM-1): a randomised, double-blind, placebo-controlled, dose-escalation trial. Lancet 2010;376:1467-75.

Gao M, Nettles RE, Belema M, et al. Chemical genetics strategy identifies an HCV NS5A inhibitor with a potent clinical effect. Nature 2010;465:96-100.

Garini G, Allegri L, Lannuzzella F, Vaglio A, Buzio C. HCV-related cryoglobulinemic glomerulonephritis: implications of antiviral and immunosuppressive therapies. Acta Biomed 2007;78:51-59.

Gastaminza P, Cheng G, Wieland S, et al. Cellular determinants of hepatitis C virus assembly, maturation, degradation, and secretion. J Virol 2008;82:2120-29.

Gaudieri S, Rauch A, Pfafferott K, et al. Hepatitis C virus drug resistance and immune-driven adaptations: relevance to new antiviral therapy. Hepatol 2009;49:1069-82.

Gebo KA, Herlong HF, Torbenson MS, et al. Role of liver biopsy in management of chronic hepatitis C: a systematic review. Hepatology 2002;36(5 Suppl 1):S161-72.

Gerlach JT, Diepolder HM, Zachoval R, et al. Acute hepatitis C: high rate of both spontaneous and treatment-induced viral clearance. Gastroenterol 2003;125:80-88.

Germi R, Crance JM, Garin D, et al. Cellular glycosaminglycans and low density lipoprotein receptor are involved in hepatitis C virus adsorption. J Med Virol 2002;68:206-15.

Giordano TP, Kramer JR, Souchek J, Richardson P, El-Serag HB. Cirrhosis and hepatocellular carcinoma in

Gitto S, Micco L, Conti F, Andreone P, Bernardi M. Alcohol and viral hepatitis: A mini-review. Dig Liver Dis 2009;41:67-70.

Gordon FD, Brown RS, Kwo P, et al. Peginterferon alfa-2b and ribavirin for hepatitis C recurrence post-orthotopic liver transplantation (OLT): Final results from the Protect study. J Hepatol 2010;52:S10-S11.

Gotz HM, van Doormun G, Niesters HG, et al. A cluster with acute hepatitis C virus infection among men who have sex with men – results from contact tracing and public health implications. AIDS 2005;19:969-74.

HIV-infected veterans with and without the hepatitis C virus: a cohort study, 1992-2001. Arch Intern Med 2004;164:2349-54.

Hadziyannis SJ, Sette Jr H, Morgan TR, et al. Peginterferon alpha 2a and ribavirin combination therapy in chronic hepatitis C; a randomized study of treatment duration and ribavirin dose. Ann Intern Med 2004;140:346-55.

Heller TS, Saito J, Auerbach T, et al. An in vitro model of hepatitis C virion production. Proc Nat Acad Sci USA 2005;102:2579-83.

Hendricks DA, Friesenhahn M, Tanimoto L, et al. Multicenter evaluation of the VERSANT HCV RNA qualitative assay for detection of hepatitis C virus RNA. J Clin Microbiol 2003;41:651-6.

Hezode C, Forestier N, Dusheiko G, et al. Telaprevir and peginterferon with or without ribavirin for chronic HCV infection. N Engl J Med 2009;360:1839-50.

Hijikata M, Kato N, Ootsuyama Y, et al. Gene mapping of the putative structural region of the hepatitis C virus genome by in vitro processing analysis. Proc Natl Acad Sci USA 1991;88:5547-51.

Hinrichsen H, Benhamou Y, Wedemeyer H, et al. Short-term antiviral efficacy of BILN 2061, a hepatitis C virus serine protease inhibitor, in hepatitis C genotype 1 patients. Gastroenterol 2004;127:1347-55.

Hofmann WP, Dries V, Herrmann E, et al. Comparison of transcription mediated amplification (TMA) and reverse transcription polymerase chain reaction (RT-PCR) for detection of hepatitis C virus RNA in liver tissue. J Clin Virol 2005;32:289-93.

Hoofnagle JH. Hepatitis C: the clinical spectrum of disease. Hepatology 1997;26:15S-20S.

Hraber P, Kuiken C, Yusim K. Evidence for human leukocyte antigen heterozygote advantage against hepatitis C virus infection. Hepatology 2007;46:1713-21.

Hsu M, Zhang J, Flint M, et al. Hepatitis C virus glycoproteins mediate pH-dependent cell entry of pseudotyped retroviral particles. Proc Natl Acad Sci USA 2003;100:7271-76.

Hézode C, Forestier N, Dusheiko G, et al; PROVE2 Study Team. Telaprevir and peginterferon with or without ribavirin for chronic HCV infection. N Engl J Med 2009;360:1839-50.

Jacobson IM, Gonzalez SA, Ahmed F, et al. A randomized trial of pegylated interferon alpha-2b plus ribavirin in the retreatment of chronic hepatitis C. Am J Gastroenterol 2005;100:2453-62.

Jacobson IM, McHutchison JG, Dusheiko G, et al. Telaprevir in combination with peginterferon and ribavirin in genotype 1 HCV treatmnet-naive patients: final results of phase 3 advance study. Hepatol 2010;52:S427.

Jaeckel E, Cornberg M, Wedemeyer H, et al. Treatment of acute hepatitis C with interferon alfa-2b. N Engl J Med 2001;345:1452-57.

Janssen HL, Brouwer JT, van der Mast RC, Schalm SW. Suicide associated with alfa-interferon therapy for chronic viral hepatitis. J Hepatol 1994;21:241-43.

Jardi R, Rodriguez F, Buti M, et al. Role of hepatitis B, C, and D viruses in dual and triple infection: influence of viral genotypes and hepatitis B precore and basal core promoter mutations on viral replicative interference. Hepatology 2001; 34:404-10.

Jensen DM, Morgan TR, Marcellin P, et al. Early identification of HCV genotype 1 patients responding to 24 weeks peginterferon alpha-2a (40 kd)/ribavirin therapy. Hepatol 2006;43:954-60.

Jensen DM, Wedemeyer H, Herring RW, et al. High rates of early viral response, promising safety profile and lack of resistance-related breakthrough in HCV Gt 1/4 patients treatment with RG7128 plus pegIFN alfa-2A (40kD)/RBV: planned week 12 interim analysis from the propel study. Hepatol 2010;52:S360.

Jin L and Peterson DL. Expression, isolation, and characterization of the hepatitis C virus ATPase/RNA helicase. Arch Biochem Biophys 1995;323:47-53.

Kamal SM, El Tawil AA, Nakano T, et al. Peginterferon alpha 2b and ribavirin therapy in chronic hepatitis C genotype 4; impact of treatment duration and viral. Gut. 2005;54:858-66.

Kamar N, Rostaing L, Alric L. Treatment of hepatitis C-virus-related glomerulonephritis. Kidney Int 2006;69:436-39.

Kim DW, Gwack Y, Han JH, et al. C-terminal domain of the hepatitis C virus NS3 protein contains an RNA helicase activity. Biochem Biophys Res Commun 1995;215:160-66.

Kim JL, Morgenstern KA, Griffith JP, et al. Hepatitis C virus NS3 RNA helicase domain with a bound oligonucleotide: the crystal structure provides insights into the mode of unwinding. Structure 1998;6:89-100.

Kim JL, Morgenstern KA, Lin C, et al. Crystal structure of the hepatitis C virus NS3 protease domain complexed with a synthetic NS4A cofactor peptide. Cell 1996;87:343-55.

Kneteman NM, Howe AY, Gao T, et al. HCV796: A selective nonstructural protein 5B polymerase inhibitor with potent anti-hepatitis C virus activity in vitro, in mice with chimeric human livers, and in humans infected with hepatitis C virus. Hepatol 2009;49:745-52.

Koch U and Narjes F. Recent progress in the development of inhibitors of the hepatitis C virus RNA-dependent RNA polymerase. Curr Top Med Chem 2007;7:1302-29.

Kraus MR, Schafer A, Al-Taie O, Scheurlen M. Prophylactic SSRI during interferon alpha re-therapy in patients with chronic hepatitis C and a history of interferon-induced depression. J Viral Hepat 2005;12:96-100.

Kraus MR, Schafer A, Faller H, Csef H, Scheurlen M. Paroxetine for the treatment of interferon-alpha-induced depression in chronic hepatitis C. Aliment Pharmacol Ther 2002;16:1091-9.

Kraus MR, Schafer A, Scheurlen M. Paroxetine for the prevention of depression induced by interferon alfa. N Engl J Med 2001;345:375-6.

Kraus MR, Schafer A, Schottker K, et al. Therapy of interferon-induced depression in chronic hepatitis C with citalopram: A randomized, double-blind, placebo-controlled study. Gut 2008;57:531-6

Kuntzen T, Timm J, Berical A, et al. Naturally occurring dominant resistance mutations to hepatitis C virus protease and polymerase inhibitors in treatment-naive patients. Hepatol 2008;48:1769-78.

Kwo PY, Lawitz EJ, McCone J, et al. Efficacy of boceprevir, an NS3 protease inhibitor, in combination with peginterferon alfa-2b and ribavirin in treatment-naive patients with genotype 1 hepatitis C infection (SPRINT-1): an open-label, randomised, multicentre phase 2 trial. Lancet 2010;376:705-16.

Lamarre D, Anderson PC, Bailey M, et al. An NS3 protease inhibitor with antiviral effects in humans infected with hepatitis C virus. Nature 2003;426:186-9.

Lauer GM, Walker BD. Hepatitis C virus infection. N Engl J Med 2001;345:41-52.

Lawitz E, Rodriguez-Torres M, Muir AJ, et al. Antiviral effects and safety of telaprevir, peginterferon alfa-2a, and ribavirin for 28 days in hepatitis C patients. J Hepatol 2008;49:163-69.

Lesburg CA, Cable MB, Ferrari E, et al. Crystal structure of the RNA-dependent RNA polymerase from hepatitis C virus reveals a fully encircled active site. Nat Struct Biol 1999;6:937-43.

Liaw YF, Chen YC, Sheen IS, et al. Impact of acute hepatitis C virus superinfection in patients with chronic hepatitis B virus infection. Gastroenterology 2004;126:1024-9.

Liaw YF, Lin SM, Sheen IS, et al. Acute hepatitis C virus superinfection followed by spontaneous HBeAg seroconversion and HBsAg elimination. Infection 1991;19:250-1.

Liaw YF, Tsai SL, Chang JJ, et al. Displacement of hepatitis B virus by hepatitis C virus as the cause of continuing chronic hepatitis. Gastroenterology 1994;106:1048-53.

Liaw YF, Yeh CT and Tsai SL Impact of acute hepatitis B virus superinfection on chronic hepatitis C virus infection. Am J Gastroenterol 2000;95:2978-80.

Liaw YF. Concurrent hepatitis B and C virus infection: Is hepatitis C virus stronger? J Gastroenterol Hepatol 2001;16:597-8.

Liaw YF. Hepatitis C virus superinfection in patients with chronic hepatitis B virus infection. J Gastroenterol 2002;37 Suppl 13:65-8.

Liaw YF. Role of hepatitis C virus in dual and triple hepatitis virus infection. Hepatology 1995;22:1101-8.

Lim YS, Kim WR. The global impact of hepatic fibrosis and end-stage liver disease. Clin Liver Dis 2008;12:733-46.

Lin C, Gates CA, Rao BG, et al. In vitro studies of cross-resistance mutations against two hepatitis C virus serine protease inhibitors, VX-950 and BILN 2061. J Biol Chem 2005;280:36784-91.

Lin K, Perni RB, Kwong AD, Lin C. VX-950, a novel hepatitis C virus (HCV) NS3-4A protease inhibitor, exhibits potent antiviral activities in HCV replicon cells. Antimicrob Agents Chemother 2006;50:1813-22.

Lindenbach BD, Evans MJ, Syder AJ, et al. Complete replication of hepatitis C virus in cell culture. Science 2005;309:623-6.

Lisker-Melman M, Di Bisceglie AM, Usala SJ, Weintraub B, Murray LM, Hoofnagle JH. Development of thyroid disease during therapy of chronic viral hepatitis with interferon alfa. Gastroenterol 1992;102:2155-60.

Liu CJ, Chuang WL, Lee CM, et al. Peginterferon alfa-2a plus ribavirin for the treatment of dual chronic infection with hepatitis B and C viruses. Gastroenterology 2009;136:496-504 e3.

Lohmann V, Korner F, Koch J, et al. Replication of subgenomic hepatitis C virus RNAs in a hepatoma cell line. Science 1999;285:110-3.

Lunel F, Musset L, Cacoub P, et al. Cryoglobulinemia in chronic liver diseases: role of hepatitis C virus and liver damage. Gastroenterol 1994;106:1291-1300.

Machida K, Cheng KT, Sung VM, et al. Hepatitis C virus induces a mutator phenotype: enhanced mutations of immunoglobulin and protooncogenes. Proc Natl Acad Sci USA 2004;101:4262-67.

Malaguarnera M, Laurino A, Di F, et al. Neuropsychiatric effects and type of IFN-alpha in chronic hepatitis C. J Interferon Cytokine Res 2001;21:273-78.

Malcolm BA, Liu R, Lahser F, et al. SCH 503034, a mechanism-based inhibitor of hepatitis C virus NS3 protease, suppresses polyprotein maturation and enhances the antiviral activity of alpha interferon in replicon cells. Antimicrob Agents Chemother 2006;50:1013-20.

Mangia A, Minerva N, Bacca D, et al. Individualized treatment duration for hepatitis C genotype 1 patients: A randomized controlled trial. Hepatol 2008;47:43-50.

Mangia A, Santoro R, Minerva N, et al. Peginterferon alfa-2b and ribavirin for 12 vs. 24 weeks in HCV genotype 2 or 3. N Engl J Med 2005;352:2609-17.

Manns M, McHutchison J, Gordon S, et al. Peginterferon alfa-2b plus ribavirin compared with interferon alfa-2b plus ribavirin for initial treatment of chronic hepatitis C: a randomised trial. Lancet 2001;358:958-65.

Manns M, Zeuzem S, Sood A, et al. Reduced Dose and Duration of Peginterferon Alfa-2b+Weight-Based Ribavirin in European and Asian Genotype 2 and 3 Chronic Hepatitis C Patients (Redd 2/3 Trial). J Hepatol 2009;50:S59-S59.

Manns MP, Wedemeyer H, Cornberg M. Treating viral hepatitis C: efficacy, side effects, and complications. Gut 2006;55:1350–59. doi:10.1136/gut.2005.076646.

Marcellin P, Craxi A, Brandao-Mello CE, et al. A 72-Week Treatment Duration with Peginterferon Alfa-2a (40kd) (Pegasys®) Plus Ribavirin (Copegus®) Has a Favorable Risk:Benefit Ratio in Non-Responders to Pegylated Interferon Alfa-2b (12kd) Plus Ribavirin: Findings of the Multinational Repeat Study. Hepatol 2008;48:1147A-1147A.

Marcellin P, Forns X, Goeser T, et al. Telaprevir Is Effective Given Every 8 or 12 Hours With Ribavirin and Peginterferon Alfa-2a or -2b to Patients With Chronic Hepatitis C. Gastroenterology 2010;[Epub ahead of print].

Margin S, Craxi A, Fabiano C, et al. Hepatitis C viraemia in chronic liver disease: relationship to interferon alpha or corticosteroid treatment. Hepatol 1994;19:273-79.

Matsumori A, Yutani C, Ikeda Y, Kawai S, Sasayama S. Hepatitis C virus from the hearts of patients with myocarditis and cardiomyopathy. Lab Invest 2000;80:1137-42.

Matsuo K, Kusano A, Sugumar A, Nakamura S, Tajima K, Mueller NE. Effect of hepatitis C virus infection on the risk of non-Hodgkin's lymphoma: a meta-analysis of epidemiological studies. Cancer Sci 2004;95:745-52.

Mauss S, Valenti W, DePamphilis J, et al. Risk factors for hepatic decompensation in patients with HIV/HCV coinfection and liver cirrhosis during interferon-based therapy. AIDS 2004;18:F21-25.

McCown MF, Rajyaguru S, Kular S, et al. GT-1a or GT-1b subtype-specific resistance profiles for hepatitis C virus inhibitors telaprevir and HCV-796. Antimicrob Agents Chemother 2009;53:2129-32.

McHutchison JG, Dusheiko G, Shiffman ML, et al. Eltrombopag for thrombocytopenia in patients with cirrhosis associated with hepatitis C. N Engl J Med 2007;357:2227-36.

McHutchison JG, Everson GT, Gordon SC, et al. Telaprevir with peginterferon and ribavirin for chronic HCV genotype 1 infection. N Engl J Med 2009;360:1827-38.

McHutchison JG, Manns M, Patel K, et al. Adherence to combination therapy enhances sustained response in genotype-1-infected patients with chronic hepatitis C. Gastroenterol 2002;123:1061-69.

McHutchison JG, Manns MP, Muir AJ, et al. Telaprevir for previously treated chronic HCV infection. N Engl J Med 2010;362:1292-303.

McLauchlan J, Lemberg MK, Hope G, et al. Intramembrane proteolysis promotes trafficking of hepatitis C virus core protein to lipid droplets. EMBO J 2002;21:3980-88.

Meertens L, Bertaux C, Dragic T. Hepatitis C virus entry requires a critical postinternalization step and delivery to early endosomes via clathrin-coated vesicles. J Virol 2006;80:11571-78.

Merican I, Sherlock S, McIntyre N, Dusheiko GM. Clinical, biochemical and histological features in 102 patients with chronic hepatitis C virus infection. Q J Med 1993;86:119-25.

Meylan E, Curran J, Hofmann K, et al. Cardif is an adaptor protein in the RIG-I antiviral pathway and is targeted by hepatitis C virus. Nature 2005;437:1167-72.

Michelin BD, Muller Z, Stezl E, Marth E et al. Evaluation of the Abbott Real Time HCV assay for quantificative detection of hepatitis C virus RNA. J Clin Virol 2007;38:96-100.

Mimms LT, Mosley JW, Hollinger FB, et al. Effect of concurrent acute infection with hepatitis C virus on acute hepatitis B virus infection. Bmj 1993;307:1095-7.

Miyanari Y, Atsuzawa K, Usuda N, et al. The lipid droplet is an important organelle for hepatitis C virus production. Nat Cell Biol 2007;9:961-69.

Mohamed Ael S, al Karawi MA and Mesa GA Dual infection with hepatitis C and B viruses: clinical and histological study in Saudi patients. Hepatogastroenterology 1997;44:1404-6.

Moradpour D, Penin F, Rice CM. Replication of hepatitis C virus. Nat Rev Microbiol 2007;5:453-63.

Morota K, Fujinami R, Kinukawa H, et al. A new sensitive and automated chemiluminescent microparticle immunoassay for quantitative determination of hepatitis C virus core antigen. J Virol Methods 2009;157:8-14.

Moucari R, Asselah T, Cazals-Hatem D, et al. Insulin resistance in chronic hepatitis C: Association with genotypes 1 and 4, serum HCV RNA level, and liver fibrosis. Gastroenterol 2008;134:416-23.

Muir AJ, Shiffman ML, Zaman A, et al. Phase 1b study of pegylated interferon lambda 1 with or without ribavirin in patients with chronic genotype 1 hepatitis C virus infection. Hepatol 2010;52:822-32.

Musselman DL, Lawson DH, Gumnick JF, et al. Paroxetine for the prevention of depression induced by high-dose interferon alfa. N Engl J Med 2001;344:961-66.

Neff GW, Montalbano M, O'Brien CB, et al. Treatment of established recurrent hepatitis C in liver-transplant recipients with pegylated interferon-alfa-2b and ribavirin therapy. Transplantation 2004;78:1303-07.

Nolte FS, Fried MW, Shiffman ML, et al. Prospective multicenter clinical evaluation of AMPLICOR and COBAS AMPLICOR hepatitis C virus tests. J Clin Microbiol 2001;39:4005-12.

Nomura H, Tanimoto H, Kajiwara E, et al. Factors contributing to ribavirin-induced anemia. J Gastroenterol Hepatol 2004;19:1312-7.

Ohto H, Terazawa S, Sasaki N, et al. Transmission of hepatitis C virus from mothers to infants. The Vertical Transmission of Hepatitis C Virus Collaborative Study Group. N Engl J Med 1994;330:744-50.

Opravil M, Sasadeusz J, Cooper DA, et al. Effect of baseline CD4 cell count on the efficacy and safety of peg-interferon-a 2a (40 kd) + ribavirin in patients with HIV-HCV coinfection. J Acquir Immune Def Syndr 2008;47:36-49.

Pallas JR, Farinas-Alvarez C, Prieto D, et al. Coinfections by HIV, hepatitis B and hepatitis C in imprisoned injecting drug users. Eur J Epidemiol 1999;15:699-704.

Pariante CM, Landau S, Carpiniello B. Interferon alfa-induced adverse effects in patients with a psychiatric diagnosis. N Engl J Med 2002;347:148-49.

Pawlotsky JM, Chevalier S, McHutchinson JG. The hepatitis C virus life cycle as a target for new antiviral therapies. Gastroenterology 2007;132:1979-98.

Pawlotsky JM. Use and interpretation of hepatitis C virus diagnostic assays. Clin Liver Dis 2003b;7:127-37.

Paydas S, Seyrek N, Gonlusen G, Sagliker Y. The frequencies of hepatitis B virus markers and hepatitis C virus antibody in patients with glomerulonephritis. Nephron 1996;74:617-19.

Pearlman BL, Ehleben C, Saifee S. Treatment extension to 72 weeks of peginterferon and ribavirin in hepatitis c genotype 1-infected slow responders. Hepatol 2007;46:1688-94.

Perry W, Hilsabeck RC, Hassanein TI. Cognitive dysfunction in chronic hepatitis C: a review. Dig Dis Sci 2008;53:307-21.

Peters L, Mocroft A, Soriano V, et al and the EuroSIDA Study Group. Hepatitis C virus coinfection does not influence the CD4 cell recovery in HIV-1-infected patients with maximum virologic suppression. J Acquir Immune Defic Syndr 2009;50:457-63.

Pileri P, Uematsu Y, Campagnoli S, et al. Binding of hepatitis C virus to CD81. Science 1998;282:938-41.

Planas R, Balleste B, Alvarez MA, et al. Natural history of decompensated hepatitis C virus-related cirrhosis. A study of 200 patients. J Hepatol 2004;40:823-30.

Ploss A, Evans MJ, Gaysinskaya VA, et al. Human occluding is a hepatitis C virus entry factor required for infection of mouse cells. Nature 2009;457:882-86.

Pockros P, Nelson D, Godofsky E, et al. High relapse rate seen at week 72 for patients treated with R1626 combination therapy. Hepatol 2008a;48:1349-50.

Pockros PJ, Nelson D, Godofsky E, et al. R1626 plus peginterferon Alfa-2a provides potent suppression of hepatitis C virus RNA and significant antiviral synergy in combination with ribavirin. Hepatol 2008b;48:385-97.

Pockros PJ, Shiffman ML, Schiff ER, et al and the PROACTIVE Study Group. Epoetin alfa improves quality of life in anemic HCV-infected patients receiving combination therapy. Hepatol 2004;40:1450-8.

Poordad E, McCone J, Bacon B, et al. Boceprevir combined with peginterferon alfa-2B/ribavirin for treatment-naive patients with hepatitis C virus genotype (G) 1: SPRINT-2 final results. Hepatol 2010;50:S402.

Potthoff A, Wedemeyer H, Boecher WO, et al. The HEP-NET B/C co-infection trial: A prospective multicenter study to investigate the efficacy of pegylated interferon-alpha2b and ribavirin in patients with HBV/HCV co-infection. J Hepatol 2008;49:688-94.

Poustchi H, Negro F, Hui J, Cua IH, Brandt LR, Kench JG, George J. Insulin resistance and response to therapy in patients infected with chronic hepatitis C virus genotypes 2 and 3. J Hepatol 2008;48:28-34.

Poynard T, Bedossa P, Opolon P. Natural history of liver fibrosis progression in patients with chronic hepatitis C. The OBSVIRC, METAVIR, CLINIVIR, and DOSVIRC groups. Lancet 1997;349:825-32.

Poynard T, Colombo M, Bruix J, et al. Peginterferon alfa-2b and ribavirin: effective in patients with hepatitis C who failed interferon alfa/ribavirin therapy. Gastroenterol 2009;136:1618-28,1612.

Prummel MF, Laurberg P. Interferon-alpha and autoimmune thyroid disease. Thyroid 2003;13:547-51.

Qurishi N, Kreuzberg C, Lüchters G, et al. Effect of antiretroviral therapy on liver-related mortality in patients with HIV and hepatitis C coinfection. Lancet 2003;362:1708-13.

Raimondo G, Brunetto MR, Pontisso P, et al. Longitudinal evaluation reveals a complex spectrum of virological profiles in hepatitis B virus/hepatitis C virus-coinfected patients. Hepatology 2006;43:100-7.

Raison CL, Woolwine BJ, Demetrashvili MF, et al. Paroxetine for prevention of depressive symptoms induced by interferon-alpha and ribavirin for hepatitis C. Aliment Pharmacol Ther 2007;25:1163-74.

Reddy GA, Dakshinamurthy KV, Neelaprasad P, et al. Prevalence of HBV and HCV dual infection in patients on haemodialysis. Indian J Med Microbiol 2005;23:41-3.

Reddy KR, Shiffman ML, Morgan TR, et al. Impact of ribavirin dose reductions in hepatitis C virus genotype 1 patients completing peginterferon alfa-2a/ribavirin treatment. Clin Gastroenterol Hepatol 2007;5:124-29.

Reesink HW, Fanning GC, Farha KA, et al. Rapid HCV-RNA decline with once daily TMC435: a phase I study in healthy volunteers and hepatitis C patients. Gastroenterol 2010;138:913-21.

Reesink HW, Zeuzem S, Weegink CJ, et al. Rapid decline of viral RNA in hepatitis C patients treated with VX-950: a phase Ib, placebo-controlled, randomized study. Gastroenterol 2006;131:997-1002.

Reiser M, Hinrichsen H, Benhamou Y, et al. Antiviral efficacy of NS3-serine protease inhibitor BILN-2061 in patients with chronic genotype 2 and 3 hepatitis C. Hepatol 2005;41:832-5.

Renault PF, Hoofnagle JH, Park Y, et al. Psychiatric complications of long-term interferon alfa therapy. Arch Intern Med 1987;147:1577-80.

Roccatello D, Baldovino S, Rossi D, et al. Long-term effects of anti-CD20 monoclonal antibody treatment of cryoglobulinaemic glomerulonephritis. Nephrol Dial Transplant 2004;19:3054-61.

Rockstroh JK, Bhagani S, Benhamou Y, et al. European AIDS Clinical Society (EACS) guidelines for the clinical management and treatment of chronic hepatitis B and C coinfection in HIV-infected adults. HIV Med 2008;9:82-8.

Rockstroh JK, Mocroft A, Soriano V, et al. Influence of Hepatitis C virus infection on HIV-1 disease progression and response to highly active antiretroviral therapy. J Infect Dis 2005;192:992-1002.

Rockstroh JK. Hot topics in HIV and hepatitis coinfection: noninvasive diagnosis of liver disease, liver transplantation, and new drugs for treatment of hepatitis coinfection. HIV Clin Trials 2009b;10:110-5.

Rodriguez-Luna H, Khatib A, Sharma P, et al. Treatment of recurrent hepatitis C infection after liver transplantation with combination of pegylated interferon alpha2b and ribavirin: an open-label series. Transplantation 2004;77:190-94.

Rodriguez-Novoa S, Morello J, Gonzalez M, et al. Increase in serum bilirubin in HIV/hepatitis C virus coinfected patients on atazanavir therapy following initiation of pegylated interferon and ribavirin. AIDS 2008;22:2535-7.

Rodriguez-Torres M, Slim J, Bhatti L, et al. Standard versus high dose ribavirin in combination with peginterferon alfa-2a (40KD) in genotype 1 (G1) HCV patients coinfected with HIV: Final results of the PARADIGM study. AASLD 2009, Abstr 1561.

Rossignol JF, Elfert A, El-Gohary Y, Keeffe EB. Improved virologic response in chronic hepatitis C genotype 4 treated with nitazoxanide, peginterferon, and ribavirin. Gastroenterol 2009;136:856-62.

Rumi MG, Aghemo A, Prati GM, et al. Randomized study of peginterferon-alpha2a plus ribavirin vs peginterferon-alpha2b plus ribavirin in chronic hepatitis C. Gastroenterol 2010;138:108-15.

Saadoun D, Asselah T, Resche-Rigon M, et al. Cryoglobulinemia is associated with steatosis and fibrosis in chronic hepatitis C. Hepatol 2006;43:1337-45.

Saadoun D, Resche-Rigon M, Sene D, Perard L, Piette JC, Cacoub P. Rituximab combined with Peg-Interferon-Ribavirin in refractory HCV-associated cryoglobulinemia vasculitis. Ann Rheum Dis 2008;67:1431-36.

Sabato MF, Shiffman ML, Langley MR, et al. Comparison of Performance Characteristics of three Real Time Reverse Transcription-PCR test systems for detection and quantification of hepatitis C virus. J Clin Microbiol 2007;45:2529-36.

Sagnelli E, Coppola N, Messina V, et al. HBV superinfection in hepatitis C virus chronic carriers, viral interaction, and clinical course. Hepatology 2002;36:1285-91.

Sagnelli E, Coppola N, Scolastico C, et al. HCV genotype and "silent" HBV coinfection: two main risk factors for a more severe liver disease. J Med Virol 2001;64:350-5.

Sanchez-Tapias JM, Diago M, Escartin P, et al. Peginterferon-alfa2a plus ribavirin for 48 versus 72 weeks in patients with detectable hepatitis C virus RNA at week 4 of treatment. Gastroenterol 2006;131:451-60.

Sangiovanni A, Prati GM, Fasani P, et al. The natural history of compensated cirrhosis due to hepatitis C virus: A 17-year cohort study of 214 patients. Hepatology 2006;43:1303-10.

Santantonio T, Fasano M, Sinisi E, et al. Efficacy of a 24-week course of PEG-interferon alpha-2b monotherapy in patients with acute hepatitis C after failure of spontaneous clearance. J Hepatol 2005;42:329-33.

Sarrazin C, Zeuzem S. Resistance to direct antiviral agents in patients with hepatitis C virus infection. Gastroenterol 2010;138:447-62.

Sarrazin C, Berg T, Ross RS, et al. Prophylaxis, diagnosis and therapy of hepatitis C virus (HCV) infection: the German guidelines on the management of HCV infection. Z Gastroenterol 2010;48:289-351.

Sarrazin C, Hendricks DA, Sedarati F, Zeuzem S. Assessment, by transcription-mediated amplification, of virologic response in patients with chronic hepatitis C virus treated with peginterferon alpha-2a. J Clin Microbiol 2001;39:2850-5.

Sarrazin C, Kieffer TL, Bartels D, et al. Dynamic hepatitis C virus genotypic and phenotypic changes in patients treated with the protease inhibitor telaprevir. Gastroenterol 2007a;132:1767-77.

Sarrazin C, Rouzier R, Wagner F, et al. SCH 503034, a novel hepatitis C virus protease inhibitor, plus pegylated interferon alpha-2b for genotype 1 nonresponders. Gastroenterol 2007b;132:1270-8.

Sarrazin C, Teuber G, Kokka R, et al. Detection of residual hepatitis C virus RNA by transcription-mediated amplification in patients with complete virologic response according to polymerase chain reaction-based assays. Hepatology 2000;32:818-23.

Sarrazin C. Highly sensitive hepatitis C virus RNA detection methods: molecular backgrounds and clinical significance. J Clin Virol 2002;25:S23-9.

Sato S, Fujiyama S, Tanaka M, et al. Coinfection of hepatitis C virus in patients with chronic hepatitis B infection. J Hepatol 1994;21:159-66.

Scarselli E, Ansuini H, Cerino R, et al. The human scavenger receptor class B type I is a novel candidate receptor for the hepatitis C virus. EMBO J 2002;21:5017-25.

Schaefer A, Wittchen HU, Seufert J, Kraus MR. Methodological approaches in the assessment of interferon-alfa-induced depression in patients with chronic hepatitis C - a critical review. Int J Methods Psychiatr Res 2007a;16:186-201.

Schaefer M, Engelbrecht MA, Gut O, et al. Interferon alpha [IFNalpha] and psychiatric syndromes: a review. Prog Neuropsychopharmacol Biol Psychiat 2002;26:731-46.

Schaefer M, Heinz A, Backmund M. Treatment of chronic hepatitis C in patients with drug dependence: time to change the rules? Addiction 2004;99:1167-75.

Schaefer M, Hinzpeter A, Mohmand A, et al. Hepatitis C treatment in "difficult-to-treat" psychiatric patients with pegylated interferon-alpha and ribavirin: Response and psychiatric side effects. Hepatol 2007b;46:991-98.

Schaefer M, Mauss S. Clinical management of Interferon-alpha-associated psychiatric side effects during hepatitis C treatment in patients with drug addiction. Cur Drug Abuse Rev 2008;1:177-87.

Schaefer M, Schmidt F, Folwaczny C, et al. Adherence and mental side effects during hepatitis C treatment with interferon alfa and ribavirin in psychiatric risk groups. Hepatol 2003;37:443-51.

Schaefer M, Schwaiger M, Garkisch AS, et al. Prevention of interferon-alpha associated depression in psychiatric risk patients with chronic hepatitis C. J Hepatol 2005;42:793-8.

Schiff E, Poordad E, Jacobson I, et al. Boceprevir (B) combination therapy in null responders (NR): Response dependent on interferon responsiveness. J Hepatol 2008;48:S46-S46.

Senturk H, Tahan V, Canbakan B, et al. Chronic hepatitis C responds poorly to combination therapy in chronic hepatis B carriers. Neth J Med 2008;66:191-5.

Seyam MS, Freshwater DA, O'Donnell K, Mutimer DJ. Weight loss during pegylated interferon and ribavirin treatment of chronic hepatitis C. J Viral Hepat 2005;12:531-5.

Shavinskaya A, Boulant S, Penin F, et al. The lipid droplet binding domain of hepatitis C virus core protein is a major determinant for efficient virus assembly. J Biol Chem 2007;282:37158-69.

Sherman KE, Flamm SL, Afdhal NH, et al. Telaprevir in combination with peginterferon alfa-2a and ribavirin for 24 or 48 weeks in treatment-naive genotype 1 HCV patients who achieved an extended rapid viral response: final results of phase 3 ILLUMINATE study. Hepatol 2010;52:S401.

Shi ST, Polyak SJ, Tu H, et al. Hepatitis C virus NS5A colocalizes with the core protein on lipid droplets and interacts with apolipoproteins. Virol 2002;292:198-210.

Shiffman ML, Di Bisceglie AM, Lindsay KL, et al. Peginterferon alfa-2a and ribavirin in patients with chronic hepatitis C who have failed prior treatment. Gastroenterol 2004;126:1015-23;discussion 1947.

Shiffman ML, Hofmann CM, Luketic VA, Sanyal AJ. Use of granulocyte macrophage colony stimulating factor alone or in combination with interferon-alpha-2b for treatment of chronic hepatitis C. J Hepatol 1998;28:382-89.

Shiffman ML, Salvatore J, Hubbard S, et al. Treatment of chronic hepatitis C virus genotype 1 with peginterferon, ribavirin, and epoetin alpha. Hepatol 2007;46:371-9.

Shiffman ML, Suter F, Bacon BR, et al. Peginterferon alfa-2a and ribavirin for 16 or 24 weeks in HCV genotype 2 or 3. N Engl J Med 2007;357:124-34.

Silvestri F, Barillari G, Fanin R, et al. Hepatitis C virus infection among cryoglobulinemic and non-cryoglobulinemic B-cell non-Hodgkin's lymphomas. Haematologica 1997;82:314-7.

Simmonds P, Bukh J, Combet C, et al. Consensus proposals for a unified system of nomenclature of hepatitis C virus genotypes. Hepatology 2005;42:962-73.

Soto B, Sanchez-Quijano A, Rodrigo L, et al. Human immunodeficiency virus infection modifies the natural history of chronic parenterally-acquired hepatitis C with an unusually rapid progression to cirrhosis. J Hepatol 1997;26:1-5.

Sterling RK, Stravitz RT, Luketic VA, et al. A comparison of the spectrum of chronic hepatitis C virus between Caucasians and African Americans. Clin Gastroenterol Hepatol 2004;2:469-73.

Susser S, Welsch C, Wang Y, et al. Characterization of resistance to the protease inhibitor boceprevir in hepatitis C virus-infected patients. Hepatol 2009;50:1709-18.

Svirtlih N, Jevtovic D, Simonovic J, et al. Older age at the time of liver biopsy is the important risk factor for advanced fibrosis in patients with chronic hepatitis C. Hepatogastroenterology 2007;54:2324-7.

Swain MG, Lai MY, Shiffman ML, et al. Durable sustained virological response after treatment with peginterferon alpha-2a (PEGASYS®) alone or in combination with ribavirin (COPEGUS®): 5-year follow-up and the criteria of a cure. J Hepatol 2007;46:S3-S3.

Tellinghuisen TL, Marcotrigiano J, Rice CM. Structure of the zinc-binding domain of an essential component of the hepatitis C virus replicase. Nature 2005;435:374-9.

Thomson EC, Nastouli E, Main J, Karayiannis P, Eliahoo J, Muir D, McClure MO. Delayed anti-HCV antibody response in HIV-positive men acutely infected with HCV. AIDS 2009;23:89-93.

Thomssen R, Bonk S, Propfe C, et al. Association of hepatitis C virus in human sera with lipoprotein. Med Microbiol Immunol 1992;181:293-300.

Todros L, Saracco G, Durazzo M, et al. Efficacy and safety of interferon alfa therapy in chronic hepatitis C with autoantibodies to liver-kidney microsomes. Hepatol 1995;22:1374-78.

Tong X, Chase R, Skelton A, et al. Identification and analysis of fitness of resistance mutations against the HCV protease inhibitor SCH 503034. Antiviral Res 2006;70:28-38.

Tsukiyama-Kohara K, Iizuka N, Kohara M, et al. Internal ribosome entry site within hepatitis C virus RNA. J Virol 1992;66:1476-83.

Valentine AD, Meyers CA. Successful treatment of interferon-alpha-induced mood disorder with nortriptyline. Psychosomat 1995;36:418-9.

Vallisa D, Bernuzzi P, Arcaini L, et al. Role of anti-hepatitis C virus (HCV) treatment in HCV-related, low-grade, B-cell, non-Hodgkin's lymphoma: a multicenter Italian experience. J Clin Oncol 2005;23:468-73.

Van Thiel DH, Friedlander L, Kania RJ, Molloy PJ, Hassanein T, Faruki H. A preliminary experience with GM-CSF plus interferon in patients with HBV and HCV resistant to interferon therapy. J Viral Hepat 1997;4:101-06.

Vehrmeren J, Kau A, Gärtner B, Göbel R, Zeuzem S, Sarrazin C. Differences between two real-time PCR based assays (Abbott RealTime HCV, COBAS AmpliPrep/COBAS TaqMan) and one signal amplification assay (VERSANT HCV RNA 3.0) for HCV RNA detection and quantification. J Clin Microbiol 2008;46:880-91.

Veldt BJ, Heathcote EJ, Wedemeyer H, et al. Sustained virologic response and clinical outcomes in patients with chronic hepatitis C and advanced fibrosis. Ann Intern Med 2007;147:677-84.

Verma S, Wang CH, Govindarajan S, Kanel G, Squires K, Bonacini M. Do type and duration of antiretroviral therapy attenuate liver fibrosis in HIV-hepatitis C virus-coinfected patients? Clin Infect Dis 2006;42:262-70.

Vertex Pharmaceuticals. "65% of people whose prior treatment for hepatitis C was unsuccessful achieved SVR (viral cure) with telaprevir-based therapy in phase 3 REALIZE study". Press Release 2010 http://investors.vrtx.com/releasedetail.cfm?releaseID=505239.

Vezali E, Elefsiniotis I, Mihas C, Konstantinou E, Saroglou G. Thyroid dysfunction in patients with chronic hepatitis C: Virus-or therapy-related? J Gastroenterol Hepatol 2009;24:1024-29.

Vogel M, Deterding K, Wiegand J, et al, German Hepatitis Group Hep-Net. Initial presentation of acute hepatitis C virus (HCV) infection among HIV-negative and HIV-positive individuals-experience from 2 large German networks on the study of acute HCV infection. Clin Infect Dis 2009a;49:317-9.

Vogel M, Rockstroh JK. Liver disease: the effects of HIV and antiretroviral therapy and the implications for early antiretroviral therapy initiation. Curr Opin HIV AIDS 2009b;4:171-5.

Vogel M, Rockstroh JK. Treatment of acute hepatitis C in HIV infection. J Antimicrob Chemother 2010;65:4-9.

Vogel M, Voigt E, Michaelis HC et al.: Management of drug-to-drug interactions between cyclosporin A and the protease inhibitor saquinavir/ritonavir in liver transplanted HIV-infected patients. Liver Transplant 2004;10:939-44.

von Wagner M, Huber M, Berg T, et al. Peginterferon-alpha-2a (40KD) and ribavirin for 16 or 24 weeks in patients with genotype 2 or 3 chronic hepatitis C. Gastroenterol 2005;129:522-27.

Wagoner J, Negash A, Kane OJ, et al. Multiple effects of silymarin on the hepatitis C virus lifecycle. Hepatol 2010;51:1912-21.

Wakita T, Pietschmann T, Kato T, et al. Production of infectious hepatitis C virus in tissue culture from a cloned viral genome. Nat Med 2005;11:791-6.

Wakita T, Pietschmann T, Kato T, et al. Production of infectious hepatitis C virus in tissue culture from a cloned viral genome. Nat Med 2005;11:791-96.

Walewski JL, Keller TR, Stump DD, et al. Evidence for a new hepatitis C virus antigen encoded in an overlapping reading frame. RNA 2001;7:710-21.

Wang CS, Yao WJ, Wang ST, Chang TT, Chou P. Strong association of Hepatitis C virus (HCV) infection and thrombocytopenia: implications from a survey of a community with hyperendemic HCV infection. Clin Infect Dis 2004;39:790-96.

Weiner SM, Berg T, Berthold C, et al. A clinical and virological study of hepatitis C virus-related cryoglobulinemia in Germany. J Hepatol 1998;29:375-84.

Weissenborn K, Ennen JC, Bokemeyer M, et al. Monoaminergic neurotransmission is altered in hepatitis C virus infected patients with chronic fatigue and cognitive impairment. Gut 2006;55:1624-30.

Weitz IC. Treatment of immune thrombocytopenia associated with interferon therapy of hepatitis C with the anti-CD20 monoclonal antibody, rituximab. Am J Hematol 2005;78:138-141.

Welsch C, Domingues FS, Susser S, et al. Molecular basis of telaprevir resistance due to V36 and T54 mutations in the NS3-4A protease of the hepatitis C virus. Genome Biol 2008;9:R16.

Wesche B, Jaeckel E, Trautwein C, et al. Induction of autoantibodies to the adrenal cortex and pancreatic islet cells by interferon alpha therapy for chronic hepatitis C. Gut 2001;48:378-83.

Wiegand J, Buggisch P, Boecher W, et al. Early monotherapy with pegylated interferon alpha-2b for acute hepatitis C infection: the HEP-NET acute-HCV-II study. Hepatol 2006;43:250-56.

Wiese M, Berr F, Lafrenz M, Porst H, Oesen U. Low frequency of cirrhosis in a hepatitis C (genotype 1b) single-source outbreak in germany: a 20-year multicenter study. Hepatology 2000;32:91-6.

Wietzke P, Schott P, Braun F, et al. Clearance of HCV RNA in a chronic hepatitis C virus-infected patient during acute hepatitis B virus superinfection. Liver 1999;19:348-53.

Wohnsland A, Hofmann WP, Sarrazin C. Viral determinants of resistance to treatment in patients with hepatitis C. Clin Microbiol Rev 2007;20:23-38.

Wong VS, Egner W, Elsey T, Brown D, Alexander GJ. Incidence, character and clinical relevance of mixed cryoglobulinaemia in patients with chronic hepatitis C virus infection. Clin Exp Immunol 1996;104:25-31.

Yalcin K, Degertekin H, Yildiz F, et al. A severe hepatitis flare in an HBV-HCV coinfected patient during combination therapy with alpha-interferon and ribavirin. J Gastroenterol 2003;38:796-800.

Younossi ZM, Nader FH, Bai C, et al. A phase II dose finding study of darbepoetin alpha and filgrastim for the management of anaemia and neutropenia in chronic hepatitis C treatment. J Viral Hepat 2008;15:370-78.

Yu X, Qiao M, Atanasov I, et al. Cryo-electron microscopy and three-dimensional reconstructions of hepatitis C virus particles. Virology 2007;367:126-34.

Zarski JP, Bohn B, Bastie A, et al. Characteristics of patients with dual infection by hepatitis B and C viruses. J Hepatol 1998;28:27-33.

Zeuzem S, Buti M, Ferenci P, et al. Efficacy of 24 weeks treatment with peginterferon alfa-2b plus ribavirin in patients with chronic hepatitis C infected with genotype 1 and low pretreatment viremia. J Hepatol 2006;44:97-103.

Zeuzem S, Sulkowski M, Lawitz E, et al. Efficacy and Safety of Albinterferon Alfa-2b in Combination with Ribavirin in Treatment-Naive, Chronic Hepatitis C Genotype 1 (Chc G1) Patients. J Hepatol 2009;50:S377-S377.

Zeuzem S, Berg, T, Moeller, B, et al. Expert opinion on the treatment of patients with chronic hepatitis C. J Viral Hepat 2009;16:75-90.

Zeuzem S, Buggisch P, Agarwal K, et al. Dual, triple, and quadruple combination treatment with a protease inhibitor (GS-9256) and a polymerase inhibitor (GS-9190) alone and in combination with ribavirin (RBV) or pegIFN/RBV for up to 28 days in treatment naive , genotype 1 HCV subjects. Hepatol 2010a;50:S106.

Zeuzem S, Diago M, Gane E, et al. Peginterferon alfa-2a (40 kilodaltons) and ribavirin in patients with chronic hepatitis C and normal aminotransferase levels. Gastroenterol 2004b;127:1724-32.

Zeuzem S, Hultcrantz R, Bourliere M, et al. Peginterferon alfa-2b plus ribavirin for treatment of chronic hepatitis C in previously untreated patients infected with HCV genotypes 2 or 3. J Hepatol 2004a;40:993-99.

Zeuzem S, Sulkowski MS, Lawitz EJ, et al. Albinterferon Alfa-2b was not inferior to pegylated interferon-alpha in a randomized trial of patients with chronic hepatitis C virus genotype 1. Gastroenterol 2010b;13:1257-66.

Zhou J, Dore GJ, Zhang F, et al. Hepatitis B and C virus coinfection in The TREAT Asia HIV Observational Database. J Gastroenterol Hepatol 2007;22:1510-8.

Zignego AL, Ferri C, Pileri SA, Caini P, Bianchi FB. Extrahepatic manifestations of the Hepatitis C Virus infection: a general overview and guidelines for clinical approach. Dig Liver Dis 2007a;39:2-17.

Zignego AL, Fontana R, Puliti S, et al. Relevance of inapparent coinfection by hepatitis B virus in alpha interferon-treated patients with hepatitis C virus chronic hepatitis. J Med Virol 1997;51:313-8.

Zignego AL, Giannelli F, Marrocchi ME, et al. T(14;18) translocation in chronic hepatitis C virus infection. Hepatol 2000;31:474-9.

11. Shtojca

Tabela 11.1 – Studimet kryesore që hulumtuan terapinë e hershme me PEG-IFN te pacientët me hepatit C akut

Studimi	N	Trajtimi	Nisja e terapisë	Kohëzgjatja	Efikasiteti
Jaeckel 2001	44 në 24 qendra	IFN α-2b (4 javë 5 milionë njësi në ditë ; 20 javë 5 milionë njësi, tri herë në javë)	89 ditë pas infeksionit (rangu 30-112 ditë)	24 javë	43/ 44 (98%)
Santantonio 2005	28	PEG-IFN α-2b (1.5 μg/ kg/javë)	12 javë pas fillimit të sëmundjes (17/28 kronik, 16 të trajtuar)	24 javë	15/ 16 (94%)
Broers 2005	27 (22 përdorues intravenoz ë të drogave)	PEG-IFN α-2b (1.5 μg/ kg/javë)	100±82 ditë pas nisjes së simptomave, 63±82 ditë pas diagnostikimit (asimptomatikë) (22/27 kronik, 14 të trajtuar)	24 javë	8/14 (57%) 7/8 (88%) nga pacientët kompliantë .
Ëiegand 2006	89 në 53 qendra	PEG-IFN α-2b (1.5 μg/ kg/javë)	76 ditë pas infeksionit (rangu 14-150 ditë) 27 ditë nisjes së simptomave (rangu 5-131)	24 javë	63/89 (71%) 58/65 (89%) nga pacientët kompliantë .

Tabela 11.2 – Efikasiteti i trajtimit antiviral. PQV varet nga gjenotipi i HCV, doza dhe kohëzgjatja e trajtimit

Studimi	Trajtimi	Gjenotipi i HCV	Kohëzgjatja	PQV
Manns 2001	1.5μg/kg PEG-IFN α-2b 800 mg ribavirinë	HCV-1	48 javë	42%
		HCV- 2/3	48 javë	82%
	1.5μg/kg PEG-IFN α-2b >10.6 mg/kg Ribavirinë	HCV-1	48 javë	48% retrospektive
		HCV-2/3	48 javë	88% retrospektive
Fried 2002	180μg PEG-IFN α-2a 1000/1200 mg ribavirinë	HCV-1	48 javë	46%
		HCV-2/3	48 javë	76%
Hadzi-yannis 200	180μg PEG-IFN α-2a 800 mg ribavirinë	HCV-1	24 javë	29%
			48 javë	40%
		HCV-2/3	24 javë	78%
			48 javë	73%
	180μg PEG-IFN α-2a 1000/1200 mg Ribavirinë	HCV-1	24 javë	41%
			48 javë	51%
		HCV-2/3	24 javë	78%
			48 javë	77%
Zeuzem 2004	1.5μg/kg PEG-IFN α-2b 800-1400 mg Ribavirinë	HCV-2	24 javë	93%
		HCV-3		79%
Kamal 2005	1.5μg/kg PEG-IFN α-2b 1000/1200 mg Ribavirinë	HCV-4	24 javë	29%
			36 javë	66%
			48 javë	69%

Tabela 11.3 – Optimizimi i kohëzgjatjeve të trajtimit te pacientët me HCV gjenotipet 2 & 3

Studimi	Trajtimi	Nëngrupet/ Java	PQV
Poutschi	180µg PEG-IFN	>600 IU/ml j 4/24	36%
2008	α-2a	<600 IU/ml j4/16	82%, 93% nëse HCV ARN
N=153	800-1200 mg		
	ribavirinë	<600 IU/ml j 4/24	<800,000 IU/ml
			80%, 84% nëse HCV ARN
			<800,000 IU/ml
Shiffman	180µg PEG-IFN	Krejt pacientët/ 16	62%
2007a	α-2a	Krejt pacientët/24	70%
N=1469	800 mg	<50IU/ml j 4 (RVSh)/16	79%
	ribavirinë	<50IU/ml j 4 (RVSh)/24	85%
		<400,000IU/ml j 0 (NVU)/16	82%
		<400,000IU/ml j 0 (NVU)/24	81%
Mangia	1.0µg PEG-IFN	Grupi standard /24	76%
2005	α-2b	Grupi standard /24	91% nëse j 4 HCV ARN
	1000-1200 mg		
	ribavirinë	>50 IU/ml j 4 (s'ka RVSh)/24	<50 IU/ml
			64%
		<50 IU/ml j 4 (RVSh)/12	85%
Dalgard	1.5µg PEG-IFN	<50 IU/ml j 4 (RVSh)/14	81% ITT, 86% me
2008	α-2b		F24 HCV ARN test
	800-1400 mg	<50 IU/ml j 4 (RVSh)/24	91% ITT, 93% me
	ribavirinë		F24 HCV ARN test
		>50 IU/ml j 4 (s'ka RVR)/24	55% ITT, 59% me
			F24 HCV ARN test
Manns	1.0µg PEG-IFN	Krejt pacientët/ 16 (1.5)	57% ITT, 68%
2009	α-2b		të trajtuar
N=682	1.5µg PEG-IFN	Krejt pacientët/24 (1.5)	67% ITT, 82%
	α-2b		të trajtuar
	800-1400 mg	Krejt pacientët/ 24 (1.0)	64% ITT, 80%
	ribavirinë		të trajtuar

* NVL- ngarkesë e ulët virale ITT- intention to treat analysis- pacientët me synim të trajtohen

Tabela 11.4 – PQV te paientët me gjenotip 2 ose 3 të cilët nuk arrijnë PVSh

Studimi	Trajtimi	Frekuenca e pacientëve PQV pa PVSh	PQV pa PVSh në javën e 24 të terapisë
Von Ëagner 2005	180µg PEG-IFN α-2a 800-1200 mg ribavirinë	7% (HCV ARN >600 IU/ml j 4)	36%
Shiffman 2007a	180µg PEG-IFN α-2a 800 mg ribavirinë (grupi 24 j)	36% (HCV ARN >50 IU/ml j 4)	45%
Mangia 2005	1.0µg/kg PEG-IFN α-2b 1000-1200 mg ribavirinë	36%-38% (HCV ARN >50 IU/ml j 4)	48-64%
Dalgard 2004	1.5µg/kg PEG-IFN α-2b 800-1400 mg ribavirinë	22% (HCV ARN >50 IU/ml j 4/ j 8)	56%
Dalgard 2008	1.5µg/kg PEG-IFN α-2b 800-1400 mg ribavirinë	29% (HCV ARN >50 IU/ml j 4)	55%

Tabela 11.5 – Optimizimi i kohëzgjatjes së trajtimit te pacientët me HCV gjenotip 1. Ata me përgjigje të shpejtë

Studimi	Trajtimi	Nëngrupi i atyre me përgjigje të shpejtë	24 javë: PQV
Zeuzem 2006	1.5µg/kg PEG-IFN α-2b 800-1400 mg ribavirin	<600,000 IU/ml j 0 & <29 IU/ml j 4 (PVSh)	89%
Jensen 2006	180 PEG-IFN α-2a 800mg or 1000-1200mg RBV	<600,000 IU/ml j 0 & <50 IU/ml j 4 (PVSh)	89%
Ferenci 2008	180 PEG-IFN α-2a 1000-1200mg ribavirinë (N=120 HCV G1)	<50 IU/ml j 4 (PVSh)	74% ITT, 79% PP

* Per-protocol (PP) analysis

Tabela 11.6 – Optimizimi i kohëzgjatjes së trajtimit te pacientët me HCV gjenotip 1. Reaguesit e ngadaltë

Studimi	Trajtimi	Nëngrupi i atyre me përgjigje të ngadaltë	Javët: PQV, relapsi (R), ndërprerja (N)
Sanchez Tapias 2006	180µg PEG-IFN α-2a 800mg ribavirinë	>50 IU/ml j 4 (pa PVSh)	48: 28%, 53% R, 18% N 72: 44%, 17% R, 36% N
Berg 2006	180µg PEG-IFN α-2a 800mg ribavirinë	>50 IU/ml j 12	48: 17%, 24% N 72: 29%, 41% N
Mangia 2008	180 PEG-IFN α-2a ose 1.5µg/kg PEG-IFN α-2b 1000-1200mg Ribavirinë	>600 IU/ml j 8 & <600 IU/ml j 12	48: 38%, 43% R 72: 63%, 15% R
Pearlman 2007	1.5µg/kg PEG-IFN α-2b 800-1400mg ribavirinë	≥2 log ulje j 12 & >10 IU/ml j 12	48: 18%, 59% R, 14% N 72: 38%, 20% R, 15% N
Ferenci 2009	180µg PEG-IFN α-2a 1000-1200mg Ribavirinë	>50 IU/ml j 4 (s'ka RVSh) ≥2 log ulje j 12	48: 51%, 34% R 72: 59%, 19% R (135µg PEG-IFN pas j 48)
Buti 2009	1.5µg/kg PEG-IFN α-2b 800-1400mg ribavirinë	≥2 log ulje j 12 & HCV ARN e detektueshme j 12	48: 43% ITT, 44% (rregulla 80/80/80) 72: 48% ITT, 57% (rregulla 80/80/80)

Tabela 11.7 – PQV i IFN/ ribavirinë ose PEG-IFN/ ribavirinë te pacientët me relaps

Studimi	Popullata e pacientëve	Trajtimi	PQV
EPIC3 Poynard 2009	Relaps pas 48 jave PEG-IFN α-2a/ribavirinë	1.5 µg/kg PEG-IFN α-2b + 800-1400mg ribavirinë	34%
EPIC3 Poynard 2009	Relaps pas 48 jave PEG-IFN α-2b/ribavirinë	1.5 µg/kg PEG-IFN α-2b + 800-1400mg ribavirinë	32%
EPIC3 Poynard 2009	Relaps pas 48 jave IFN/ribavirinë	1.5 µg/kg PEG-IFN α-2b + 800-1400mg ribavirinë	43%
Jacobson 2005	Relaps pas 48 jave IFN/ribavirinë	1.5 µg/kg PEG-IFN α-2b + 800 mg ribavirinë	50%
Jacobson 2005	Relaps pas 48 jave IFN/ribavirinë	1.0 µg/kg PEG-IFN α-2b + 1000-1200 mg ribavirinë	32%

Tabela 11.8 – PQV i PEG-IFN/ ribavirinë te ata me mospërgjigje

Studimi	Popullata e pacientëve	Trajtimi	PQV
Bocepravir Schiff 2008	Ata me mospërgjigje (pa përgjigje) ndaj PEG-IFN/ribavirinë	48 javë 1.5 µg/kg PEG-IFN α-2b + 800-1400mg ribavirinë	2%
EPIC3 Poynard 2009	Ata me mospërgjigje ndaj PEG-IFN α-2a/ribavirinë	48 javë 1.5 µg/kg PEG-IFN α-2b + 800-1400mg ribavirinë	6%
EPIC3 Poynard 2009	Ata me mospërgjigje ndaj PEG-IFN α-2b/ribavirinë	48 javë 1.5 µg/kg PEG-IFN α-2b + 800-1400mg ribavirinë	7%
REPEAT Marcellin 2008	Ata me mospërgjigje ndaj PEG-IFN α-2b/ribavirinë	48 javë 180µg PEG-IFN α-2a + 1000/1200 mg ribavirinë	9%
REPEAT Marcellin 2008	Ata me mospërgjigje ndaj PEG-IFN α-2b/ribavirinë	72 javë 180µg PEG-IFN α-2a + 1000/1200 mg ribavirinë	14%
REPEAT Marcellin 2008	Ata me mospërgjigje ndaj PEG-IFN α-2b/ribavirinë	48 javë (Induktim) 360/180µg PEG-IFN α-2a + 1000/1200 mg ribavirinë	7%
REPEAT Marcellin 2008	Ata me mospërgjigje ndaj PEG-IFN α-2b/ribavirinë	72 javë (Induktim) 360/180µg PEG-IFN α-2a + 1000/1200 mg ribavirinë	16%
Jacobson 2005	Ata me mospërgjigje ndaj IFN/ ribavirinë	48 javë 1.5 µg/kg PEG-IFN α-2b + 800 mg ribavirinë	10%
Jacobson 2005	Ata me mospërgjigje ndaj IFN/ ribavirinë	48 javë 1.0 µg/kg PEG-IFN α-2b + 1000-1200 mg ribavirinë	6%
HALT-C Shiffman 2004	Ata me mospërgjigje ndaj IFN/ ribavirinë	48 javë 180µg PEG-IFN α-2a + 1000-1200 mg ribavirinë	12%

Made in the USA
Monee, IL
04 November 2026

67379479R00075